Arielle Schwartz

Schließe Frieden mit deiner Kindheit

Komplexe posttraumatische Belastungsstörung heilen und Kindheitstraumata überwinden

YES

2. Auflage 2025

Türkenstraße 89, 80799 München
info@yes-publishing.de

Redaktion: Mihrican Özdem
Umschlaggestaltung: Ivan Kurylenko (hortasar covers)
Layout und Satz: Satzwerk Huber, Germering
Druck: GGP Media GmbH, Pößneck
Printed in Germany

ISBN Print 978-3-96905-084-2
ISBN E-Book (EPUB, Mobi) 978-3-96905-086-6

Dieses Buch widme ich allen Menschen, die in ihrer Kindheit unter Missbrauch oder Vernachlässigung gelitten haben, und den Unterstützungspersonen, die sie bei ihrem Heilungsprozess begleiten.

Mögen die Informationen und Bewältigungsstrategien in meinem Buch Ihnen Hoffnung und eine Orientierungshilfe geben!

INHALT

EINFÜHRUNG

Wenn wir an die Geburt eines Babys denken, stellen wir uns eine Welt vor, in der das Kind sicher ist – ein liebevolles, fürsorgliches Elternhaus. Dieses Zuhause muss nicht unbedingt perfekt sein; aber es ist ein Ort, an dem das Kind voller Freude und Neugier heranwachsen und lernen kann, was es für das Leben braucht. Ein Kindheitstrauma ist ein Verrat an diesem stillschweigenden Versprechen.

Die komplexe posttraumatische Belastungsstörung (K-PTBS) ist eine Reaktion auf anhaltende oder wiederkehrende traumatische Erlebnisse. Wenn Sie an einem Kindheitstrauma leiden, sind diese Ereignisse bereits in jungen Jahren aufgetreten, und wahrscheinlich haben Sie Ihr Umfeld als unberechenbar, chaotisch oder beängstigend erlebt. Vielleicht haben Ihre Eltern oder Bezugspersonen Sie immer wieder misshandelt oder missbraucht, vernachlässigt oder alleingelassen, oder Sie sind mehrfach traumatisiert worden. Das ist die Bedeutung des Wörtchens »komplex« in der Bezeichnung K-PTBS: Es heißt, dass Ihr Trauma bereits in früher Kindheit stattgefunden oder sich mehrfach wiederholt und Sie in Ihrer emotionalen Entwicklung beeinträchtigt hat.

Vielleicht sind Sie aber auch der Ehepartner, Betreuer, Freund oder Therapeut einer Person, die ein Kindheitstrauma erlitten hat, und lesen dieses Buch, um ihr zu helfen. In jedem Fall soll dieses Buch ein Leitfaden für den Heilungsprozess sein.

Es will Ihnen mitfühlende Unterstützung bei der Heilung von Kindheitstraumata bieten. Sie können es sich wie eine Laterne vorstellen, die Licht in dunkle Räume wirft und in Augenblicken der Verzweiflung Hoffnung gibt. Als Psychologin, die sich auf die Behandlung von Kindheitstraumata und K-PTBS spezialisiert hat, weiß ich, wie viel Mut es erfordert, diesen Weg zu gehen. Außerdem weiß ich aus eigener Erfahrung, dass Heilung möglich ist. Mein persönlicher Heilungsprozess von Kindheitstraumata hat mich dazu motiviert, mich als Therapeutin auf die Behandlung von PTBS zu spezialisieren. Bald stellte ich fest, dass meine Patienten selten mit nur einem einzigen traumatischen Erlebnis zu mir in die Praxis kamen und dass es immer einige Zeit dauerte, bis sie auf die Therapie ansprachen. Viele waren zuvor fehldiagnostiziert worden, waren mit ihrer Behandlung unzufrieden und suchten nach einem Therapeuten, der bereit war, im Umgang mit ihrer Erkrankung über den Tellerrand zu schauen. Ich habe mich in den letzten 20 Jahren meiner beruflichen Karriere sehr intensiv mit den wirksamsten Behandlungsmethoden für komplexe Traumata befasst.

Die praktischen Bewältigungsstrategien, die Sie in meinem Buch kennenlernen werden, habe ich aus den wirksamsten Traumatherapiemethoden abgeleitet. In diesem Buch werden Sie lernen, etwas für Ihre körperliche und geistige Gesundheit zu tun, indem Sie sich mit den seelischen Verletzungen aus Ihrer Vergangenheit auseinandersetzen, ohne sich dabei von Ihren Emotionen überwältigt zu fühlen. Ich möchte Ihnen helfen, ein neues Gefühl der Freiheit zu entdecken. Die traumatischen Ereignisse aus Ihrer Vergangenheit müssen Sie nicht länger daran hindern, ein sinnvolles, befriedigendes Leben zu führen.

Es gibt mehrere Möglichkeiten, mit diesem Buch zu arbeiten: Sie können es für sich allein lesen, um sich über den Heilungsprozess zu informieren. Normalerweise kann man sich jedoch am besten aus den Fängen eines Kindheitstraumas befreien, indem man mit einem liebevollen, fürsorglichen Therapeuten zusammenarbeitet, der sich in der Behandlung von Traumata auskennt. Ein solcher Therapeut kann Ihnen zu der so wichtigen Akzeptanz von Persönlichkeitsanteilen verhelfen, die sich nicht liebenswert, seelisch geschädigt, beschämt oder wertlos fühlen. Mit so einer Unterstützungsperson wird Ihnen der Heilungsweg am leichtesten fallen.

Die Ratschläge und Anleitungen in diesem Buch können Ihnen zwischen den Therapiesitzungen eine wertvolle Hilfe sein und Ihnen zeigen, wie man sich als Traumaopfer liebevoll und mitfühlend um sich selbst kümmert. Doch eine K-PTBS lässt sich nur selten im Rahmen einer Kurzzeittherapie heilen. Wenn Sie sich von einer Therapie eine schnelle Lösung erhoffen, werden Sie also wahrscheinlich enttäuscht werden. Denken Sie daran: Dieser Heilungsprozess braucht Zeit. Haben Sie Geduld mit sich und den Menschen, die Sie beraten und unterstützen. Falls Sie noch keinen Therapeuten Ihres Vertrauens gefunden haben oder nicht wissen, wo Sie Hilfe suchen sollen, finden Sie am Ende dieses Buches eine Liste mit Hinweisen und Adressen.

Sie können dieses Buch auch zusammen mit Ihrem Ehepartner oder einem liebevollen Freund durcharbeiten. Wenn Sie einem anderen Menschen Ihre Erlebnisse anvertrauen möchten, sollten Sie sich jemanden suchen, der Verständnis für Ihre ungewöhnlichen Lebenserfahrungen aufbringt und bereit ist, Ihnen unvoreingenommen zuzuhören. Sie können ihm zum Beispiel Teile aus diesem Buch, die Sie besonders ansprechen, laut vorlesen oder Ihre Überlegungen aufschreiben und ihm diese anschließend vorlesen. Wenn Sie jemandem von Ihren Erlebnissen erzählen möchten, sollten Sie darauf achten, wie Sie sich dabei fühlen. Registrieren Sie Ihre Emotionen und körperlichen Empfindungen ganz genau. Denken Sie daran: Es ist *Ihre* Entscheidung, ob, wann und wem Sie Ihr Innenleben anvertrauen und wie viel Sie davon preisgeben möchten.

Außerdem sollten Sie dieses Buch so langsam und gründlich durcharbeiten, dass Sie das Gelesene auch verarbeiten können. Ich werde Ihnen zwischendurch immer wieder von den Erlebnissen und Erfahrungen anderer Menschen mit K-PTBS erzählen. Diese Erfahrungsberichte sind Zusammenfassungen aus echten Patientengeschichten, bei denen jedoch die Informationen, die die Person erkennbar machen würden, verändert wurden, um deren Privatsphäre und Anonymität zu schützen. Vielleicht werden Sie diese Geschichten sehr gut nachempfinden können; oder sie werden Sie an Ihre eigenen Erlebnisse erinnern und könnten daher einen wunden Punkt in Ihrem Inneren treffen. Wenn Sie beim Lesen spüren, dass Sie getriggert oder eigene traumatische Erlebnisse in Ihnen reaktiviert werden – mit anderen Worten: dass Ihre Emotionen Sie zu überwältigen drohen –, sollte das für Sie ein Signal zum Innehalten und Nachdenken sein. Statt Ihre unangenehmen Gefühle zu verdrängen, sollten Sie in solchen Situationen lieber neugierig werden. Fragen Sie sich, was für Hilfe Sie brauchen, bevor Sie weiterlesen.

Wir wollen uns nun zunächst einmal damit befassen, was eine K-PTBS ist, was für Ursachen sie hat und in welchen Symptomen sie sich äußert. In den nächsten Kapiteln gehe ich auf die häufigsten Symptomkategorien – zum Beispiel Vermeidungsverhalten, invasive und depressive Symptome – ein. Das Buch will Ihnen wichtige Fähigkeiten zur Überwindung von zwischenmenschlichen Problemen und Emotionsregulationsschwierigkeiten vermitteln. Außerdem werden wir darauf eingehen, wie eine K-PTBS Ihre Funktionsfähigkeit im Alltagsleben beeinträchtigt – vom »Kapern« Ihres Gehirns bis zur Untergrabung Ihres Selbstwertgefühls. Jedes Kapitel enthält Patientenbeispiele und praktische Techniken und Strategien, die Ihnen helfen werden, mit Ihrem Trauma fertigzuwerden und Ihr Leben so zu gestalten, dass es wieder lebenswert wird.

Falls Sie bestimmte Bewältigungsstrategien aus diesem Buch später noch einmal nachlesen möchten, brauchen Sie nur im Register nachzuschlagen. All diese Techniken lassen sich jederzeit anwenden.

Wichtiger Hinweis: Eine K-PTBS kann durch verschiedenste Kindheitstraumata verursacht werden – unter anderem auch, wenn man in einem Gebiet aufgewachsen ist, in dem Krieg oder sonstige Gewalt herrschte, oder wenn man Menschenhandel und die Ausbeutung von Kindern mitansehen oder am eigenen Leib erleben musste. Die in diesem Buch beschriebenen Bewältigungsstrategien werden Ihnen in jedem Fall weiterhelfen, egal was für ein Trauma Sie erlebt haben; allerdings geht es hier in erster Linie um Kindheitstraumata, die durch Eltern, Betreuungspersonen, Familienmitglieder oder andere Menschen aus Ihrem näheren Umfeld verursacht worden sind.

Denken Sie stets daran, dass man den Heilungsprozess nicht überstürzen kann! Es dauert ungefähr 20 Jahre, bis das menschliche Gehirn sich vollständig ausgebildet hat, und viele Jahre sorgfältiger Anleitung, bis ein Kind die sozialen und emotionalen Fähigkeiten entwickelt, um die komplexen Anforderungen des Erwachsenseins zu bewältigen. Unsere ersten Jahre sollten uns eigentlich auf die unvermeidlichen Herausforderungen des Lebens vorbereiten, zum Beispiel auf die Verarbeitung von Konflikten mit nahestehenden Menschen oder die Bewältigung von Verlusten. Wenn man jedoch mit einem Kindheitstrauma aufgewachsen ist, muss man die durch Vernachlässigung oder Missbrauch entstandenen Lücken nachträglich überbrücken, und dieser Prozess braucht Zeit. Daher sollten Sie sich darüber im Klaren sein, dass Sie nach einem Kindheitstrauma nur dann zu einem normalen Leben zurückfinden können, wenn Sie bereit sind, langfristig an sich und Ihrem Heilungsprozess zu arbeiten. Ihre Symptome sind eine Folge traumatischer seelischer Verletzungen, die über längere Zeit stattgefunden haben; also sollten Sie auch keine unrealistischen Maßstäbe an die Dauer Ihres Heilungsprozesses anlegen.

Mit der Zeit können Sie ein sicheres Selbstgefühl zurückgewinnen. Doch jeder noch so kleine Fortschritt auf diesem Weg stellt Anforderungen an Körper, Geist und Seele. Anfangs werden Sie sich dabei vielleicht zitterig und unsicher fühlen: Wie ein Kind, das gerade erst laufen lernt, werden Sie bei der Erkundung dieses neuen Terrains öfters stolpern und hinfallen. Aber mit etwas Ermutigung können Sie immer wieder aufstehen; und mit ein bisschen Übung werden Sie allmählich immer mehr Vertrauen in Ihre Fähigkeit entwickeln, sich eine positive Lebenseinstellung und einen hoffnungsvollen Blick in die Zukunft zu bewahren. Denken Sie daran: Diese hart erarbeiteten Einsichten und Erfahrungen werden Ihnen eine innere Kraft geben, die Ihnen niemand mehr nehmen kann. Irgendwann werden Sie bei diesem inneren Wachstumsprozess einen Wendepunkt erreichen, an dem Sie sich nicht mehr mit der Scham und seelischen Last der Verletzungen aus Ihrer Kindheit identifizieren. Sie können den Schmerz loslassen. Und mit der Zeit werden Sie ein unerschütterliches Vertrauen darauf entwickeln, dass mit Ihnen alles gut und in Ordnung ist. Sie haben dieses Selbstvertrauen verdient – es ist ein unumstößliches Geburtsrecht aller Menschen.

1

KOMPLEXE PTBS – WAS IST DAS EIGENTLICH?

Kindheitstraumata haben einen tiefgreifenden Einfluss auf Körper, Geist und Seele und beeinträchtigen das Leben des Traumaopfers bis ins Erwachsenenalter hinein. Als Opfer eines solchen Traumas sind Sie vielleicht überzeugt davon, psychisch geschädigt oder nicht liebenswert zu sein oder niemandem mehr vertrauen zu können. Vielleicht leiden Sie unter Gefühlen der Scham, Wert- oder Hilflosigkeit. Oder Sie fühlen sich von Ängsten geplagt oder glauben, nicht in diese Welt zu gehören. Solche Gedanken und Gefühle können dazu führen, dass Sie sich aus Beziehungen zurückziehen, um weiteren Zurückweisungen oder Verletzungen aus dem Weg zu gehen. Vielleicht versuchen Sie sich auch durch Essen, Alkohol oder Drogen von Ihrem Schmerz abzulenken oder ihn zu betäuben. Wenn Sie unter solchen Symptomen leiden, sollten Sie wissen, dass Sie damit nicht allein sind. Die schmerzhaften Emotionen einer komplexen PTBS sind Überbleibsel aus Ihrer Vergangenheit. Und was noch wichtiger ist: Sie lassen sich heilen!

Kindheitstraumata sind heilbar

Oft beginnt ein komplexes Trauma bereits im Säuglingsalter. Babys sind völlig abhängig davon, dass ihre Bezugspersonen ihnen ein Gefühl der Sicherheit, Gebundenheit und Ruhe vermitteln. Bei Eltern aufzuwachsen, die sich unberechenbar verhalten oder ihr Kind misshandeln oder vernachlässigen – das sind Erfahrungen, die das empfindliche Nervensystem des heranwachsenden Menschen stark prägen. Es kann zu emotionalem und physischem Dauerstress führen, der das Kind bis ins Erwachsenenalter hinein begleitet. Erinnerungen an körperliche Misshandlung oder sexuellen Missbrauch können starke Emotionen und körperliche Empfindungen hervorrufen, die sich nur schwer in Worte fassen lassen und oft auch schwierig zu verstehen sind. Vielleicht hat man nur noch eine vage Erinnerung an diese Erlebnisse, was wiederum Selbstzweifel hervorrufen kann. Vielleicht laufen unverarbeitete traumatische Ereignisse in Form von wiederkehrenden Erinnerungen, Flashbacks, Albträumen oder verstörenden Gefühlen immer wieder in Ihrem Kopf ab und beeinträchtigen Ihr heutiges Leben und Ihre heutigen Beziehungen. Außerdem ist Ihre Fähigkeit, sich als Erwachsener um sich selbst zu kümmern, oft ein Spiegelbild dessen, wie gut Sie als Kind umsorgt worden sind.

Vielleicht brauchen Sie für die Heilung Ihrer K-PTBS einen Therapeuten, zu dem Sie eine positive Beziehung haben, der Sie so akzeptiert, wie Sie sind, und Ihnen hilft, das Vertrauen zu Ihren Mitmenschen zurückzugewinnen. Aber auch Sie selbst können einen wichtigen Beitrag zur Bewältigung Ihres Traumas leisten. Die Übungen in diesem Buch sollen Ihnen helfen, Ängste und Gefühle der Scham und Hilflosigkeit besser in den Griff zu bekommen. So können Sie mit der Zeit die Fähigkeit entwickeln, sich selbst mitfühlend und vorurteilsfrei zu akzeptieren; und das wird Ihnen wiederum bei dem wichtigen Schritt vom bloßen Überleben zu einem glücklichen Leben helfen. Ihr Kindheitstrauma muss Ihnen nicht das ganze Leben kaputt machen!

ISABELLA

»Ich bin einfach zu kompliziert, um geliebt zu werden«

Als Isabella zu unserer ersten Sitzung kam, fühlte sie sich völlig von ihren Emotionen abgekoppelt, und es fiel ihr schwer, Blickkontakt zu mir herzustellen. Sie sackte auf der Couch in sich zusammen und erklärte, sie befinde sich gerade an »diesem Ort des Nichts«. Uns beiden war klar, was sie damit sagen wollte: nämlich, dass sie sich dissoziiert fühlte – von allen Emotionen und körperlichen Empfindungen abgeschnitten. »Das Nichts schützt Sie davor, den Schmerz zu spüren, nicht wahr?«, fragte ich. Sie nickte.

Schrittweise versuchten wir herauszufinden, ob es vielleicht einen Auslöser für diese Dissoziation gegeben haben könnte. Irgendwann zuckte Isabella mit den Schultern und sagte: »Na ja, ich hatte einen Streit mit meinem Mann.« Ich bat sie, mir mehr darüber zu erzählen, und lockte die Gefühle, mit denen sie nicht fertigwurde, nach und nach aus ihr heraus.

»Es war ein schlimmer Streit; wir waren beide so wütend«, erzählte sie. »Wir haben uns zu Äußerungen hinreißen lassen, die uns beiden leidtun. Ich glaube, diesmal verlässt er mich wirklich. Ich bin einfach eine zu große Last für ihn mit meinem Trauma. Ich bin zu kompliziert, um geliebt zu werden!« Obwohl es ihr anfangs peinlich war, gab Isabella schließlich zu, dass sie sich nach dem Streit mit ihrem Mann ein paar Drinks genehmigt hatte, weil sie nicht wusste, wie sie sonst mit ihrem Kummer fertigwerden sollte. Als sie am nächsten Tag aufwachte, war sie müde und hatte einen Brummschädel. Und jetzt fühlte sie sich innerlich wie taub.

Ich wusste, dass Isabella in ihrer Kindheit von ihrer Mutter abgelehnt und von ihrem Vater verlassen worden war. Als wir über den Streit sprachen, brachten wir diese Kindheitserfahrungen mit ihrer Angst in Zusammenhang, dass ihr Mann sie verlassen würde. Gemeinsam fühlten wir uns in ihr jüngeres Ich ein, das diese frühkindlichen Bindungsverluste erlitten hatte. Wir gingen auf den Teil ihrer Persönlichkeit ein, den sie als Last empfand, und setzten ihn zu ihrem jetzigen seelischen Erleben in Beziehung.

Im Lauf der nächsten Minuten begann das »Nichts« zu verschwinden; und obwohl Isabella sich immer noch traurig fühlte, war sie gleichzeitig auch erleichtert. Sie begann sich in meinem Praxisraum umzusehen, nahm schließlich sogar Blickkontakt mit mir auf und erklärte, dass sie sich jetzt wieder mehr mit sich selbst verbunden fühle. Ich fragte sie, wie es seit dem Streit mit ihrem Mann weitergegangen sei. »Er war eigentlich sehr nett zu mir, aber ich habe ihn weggestoßen«, erzählte sie. »Ich konnte diesen Streit einfach nicht beenden. Als ich zu dissoziieren begann, habe ich gleichzeitig auch ihn weggeschoben. Damit kann ich jetzt aufhören.«

K-PTBS: eine kurze Erklärung

Irgendwann in ihrem Leben machen die meisten Menschen mindestens eine sehr belastende oder traumatische Erfahrung – sei es der unerwartete Verlust eines geliebten Menschen, ein lebensbedrohlicher Unfall, eine Gewalttat oder Naturkatastrophe. Es ist völlig normal, nach solchen Ereignissen ängstlich, unsicher, verwirrt, traurig oder wütend zu sein. Im Idealfall erhalten wir dann Unterstützung bei der Verarbeitung dieser Gefühle – von fürsorglichen Familienangehörigen, Partnern, Freunden, professionellen Helfern oder anderen Menschen aus unserem Umfeld.

Doch wenn wir nicht die nötigen Ressourcen haben, um mit einem bedrohlichen oder schrecklichen Ereignis fertigzuwerden, können diese psychischen und körperlichen Reaktionen auf das traumatische Ereignis bestehen bleiben und sich zu einer posttraumatischen Belastungsstörung (PTBS) entwickeln.

Es gibt drei Hauptkategorien von PTBS-Symptomen: Wiedererleben, Vermeidung und ein Gefühl ständiger Bedrohung. Zu den *Wiedererlebenssymptomen* gehören intrusive Erinnerungen und Flashbacks oder Albträume, die mit starken Emotionen oder körperlichen Empfindungen einhergehen. *Vermeidung* bedeutet, dass Sie keine Orte aufsuchen, an keinen Aktivitäten teilnehmen oder keine Menschen sehen möchten, die mit Ihrem traumatischen Ereignis zusammenhängen. Es kann aber auch sein, dass Sie Suchtverhalten entwickeln, also beispielsweise zu viel trinken oder Drogen nehmen, um nicht an Ihre Vergangenheit denken zu müssen. Aufgrund Ihres *ständigen Bedrohungsgefühls* fühlen Sie sich vielleicht immer noch in Gefahr, obwohl Sie längst in Sicherheit sind. Dieses Phänomen namens »Hypervigilanz« kann dazu führen, dass Sie leicht erschrecken oder innerlich ständig auf der Hut sind und sich nicht richtig entspannen können.

Im Gegensatz dazu tritt die komplexe PTBS (K-PTBS) als Folge wiederholter verstörender Ereignisse oder anhaltender psychischer Belastungen auf. Zwar kann eine K-PTBS in jedem Lebensalter entstehen; doch in diesem Buch geht es um Kindheitstraumata – also beispielsweise darum, was für Folgen es hat, in einem Umfeld voller Angst, Chaos, Ablehnung und Verlassenheit aufgewachsen zu sein. Wenn Sie dieses Buch lesen, haben Sie vielleicht Missbrauch, Vernachlässigung, häusliche Gewalt oder Misshandlung durch ein Geschwisterkind erlebt oder sind in Ihrer Kindheit auf andere Weise drangsaliert worden, ohne dass irgendjemand Sie davor beschützt hat. Eine K-PTBS entsteht oft durch bedrohliche Ereignisse, denen man sich nicht entziehen kann; sie kann aber auch eine Folge anhaltender emotionaler Vernachlässigung sein, also der Erfahrung, immer wieder zurückgewiesen oder über längere Zeit alleingelassen zu werden. Und aufgrund dieser fehlenden Zuwendung durch liebevolle Bezugspersonen wurde man als Kind natürlich auch nicht vor gefährlichen Situationen oder Personen beschützt.

Nach der Internationalen Klassifikation der Krankheiten (ICD-11) der Weltgesundheitsorganisation umfasst die Diagnose K-PTBS sämtliche Symptome einer PTBS; es kommen aber noch drei weitere Symptomkategorien hinzu: Schwierigkeiten mit der Emotionsregulation, beeinträchtigtes Selbstwertgefühl und zwischenmenschliche Probleme. Die K-PTBS geht mit intrusiven Flashbacks, Panik, überwältigenden Gefühlen von Wut und Hoffnungslosigkeit, einem ständigen Schamgefühl, einem gnadenlosen »inneren Kritiker« und mangelndem Vertrauen zu anderen Menschen einher.

Das Wichtigste, was man über die Symptome einer K-PTBS wissen sollte, ist, dass es sich dabei um *erlerntes* Verhalten handelt, das man durch Übung auch wieder *verlernen* kann. Kindheitstraumata sind *Beziehungs*traumata; diese Verletzungen haben also etwas mit unseren Beziehungen zu anderen Menschen zu tun. Solche Traumaopfer können oft am besten im Rahmen einer Psychotherapie neue Denk- und Verhaltensmuster erlernen und sich innerlich weiterentwickeln. Im Schutz der heilenden Beziehung zu Ihrem Therapeuten können Sie positive Beziehungserfahrungen machen und neue, gesunde Bewältigungsstrategien entwickeln.

Bindungstheorie

Die ersten drei Lebensjahre sind die Bindungsphase unserer Entwicklung. In dieser Zeit lernen wir, auf die Welt und unsere Mitmenschen zu reagieren. Um normale zwischenmenschliche Fähigkeiten aufbauen zu können, müssen wir uns in unserer Beziehung zu unseren Eltern und anderen wichtigen Bezugspersonen sicher und geerdet fühlen. So können wir ein gesundes Selbstgefühl entwickelt, was wiederum eine wichtige Voraussetzung für die Fähigkeit ist, im Erwachsenenalter starke, sinnstiftende Beziehungen zu pflegen.

Kinder reagieren auf diese ersten Beziehungen in ihrem Leben mit der Entwicklung von Bindungsstilen, die auf ihrem angeborenen Temperament und den Erfahrungen mit ihren Bezugspersonen beruhen. Diese Bindungsstile wollen wir nun ein bisschen genauer unter die Lupe nehmen:

Sichere Bindung: Dieser Bindungsstil entsteht, wenn eine wichtige Bezugsperson sich berechenbar, konsequent und vertrauenswürdig verhält. Ihre Eltern müssen nicht perfekt sein, und gelegentliche Missverständnisse oder Probleme in Ihrer Beziehung zueinander lassen sich nicht vermeiden. Ein Elternteil, der seine Aufgabe »gut genug« erfüllt, bietet dem Kind jedoch Gelegenheiten, über solche Situationen hinwegzukommen. Das stärkt seine Fähigkeit, mit Stress umzugehen. Ein Kind, das sich sicher gebunden fühlt, sieht in seinen Eltern eine Quelle der Geborgenheit und fühlt sich wohl beim Lernen, Spielen und Erforschen der Welt, weil es weiß, dass es einen sicheren Ort hat, zu dem es nach Hause kommen kann. Aus dieser Sicherheit entsteht im Erwachsenenalter die Fähigkeit, sinnstiftende Beziehungen zu anderen Menschen aufzubauen und mit unvermeidbaren Konflikten konstruktiv umzugehen.

Unsicher-ambivalente Bindung: Dieser Bindungsstil entsteht, wenn eine primäre Bezugsperson sich inkonsequent und unberechenbar verhalten hat. Manchmal haben Sie sich als Kind vielleicht liebevoll umsorgt gefühlt; doch zwischendurch gab es immer wieder Situationen, in denen Sie angeschrien oder zurückgewiesen wurden, wenn Sie Ihre Bedürfnisse äußerten. Diese widersprüchlichen Botschaften führen normalerweise zu einem Gefühl der Unsicherheit, weil Sie sich als Kind nicht darauf verlassen konnten, dass ein liebevoller, fürsorglicher Elternteil für

Sie da sein würde, wenn Sie ihn brauchten. Im Erwachsenenalter haben Menschen mit unsicher-ambivalentem Bindungsstil oft Angst davor, verlassen zu werden, fühlen sich aber gleichzeitig stark von wichtigen Menschen in ihrem Leben abhängig, vor allem von Liebespartnern.

Unsicher-vermeidende Bindung: In diesem Fall war eine primäre Bezugsperson desinteressiert, distanziert oder nicht verfügbar und hat Ihr Bedürfnis, geliebt, akzeptiert, gesehen und verstanden zu werden, meistens zurückgewiesen oder ignoriert. Dadurch haben Sie gelernt, sich selbst um die Erfüllung Ihrer Bedürfnisse zu kümmern, indem Sie frühzeitig eigenständig und unabhängig wurden. Wenn Sie im Erwachsenenalter einen unsicher-vermeidenden Bindungsstil haben, stehen Sie Ihren eigenen Gefühlen und denen anderer Menschen möglicherweise ablehnend gegenüber. Daher haben Sie vielleicht Probleme mit Vertrautheit, vor allem, wenn Ihr Partner sich eine engere Beziehung wünscht.

Desorganisierte Bindung: Dieser Bindungsstil entsteht, wenn eine primäre Bezugsperson ein chaotisches Umfeld geschaffen und das Kind misshandelt oder missbraucht hat. Statt ein Quell der Liebe und Fürsorge zu sein, hat dieser Elternteil nur Angst und Schrecken um sich herum verbreitet. Da wir einen angeborenen biologischen Drang nach Bindung haben, hängen Kinder selbst dann noch an ihren Eltern, wenn diese sich aggressiv und grausam verhalten und sie schlecht behandeln oder missbrauchen. Sie sind zwischen ihrem angeborenen Bedürfnis nach Nähe und dem ebenso starken Bedürfnis, vor Gefahren zu fliehen, hin- und hergerissen. Mit der Zeit führt dieses unlösbare Dilemma zu Gefühlen der Hilf- und Hoffnungslosigkeit. Im Erwachsenenalter schwanken Menschen mit desorganisiertem Bindungsstil häufig zwischen Gefühlen auf hohem Erregungsniveau (wie Angst, Reizbarkeit oder Wut) und Gefühlen auf niedrigem Erregungsniveau (wie Niedergeschlagenheit, Verzweiflung oder Depression) hin und her. Oft wiederholen sie die Beziehungsmuster, die sie in ihrer Kindheit erlernt haben, indem sie eine Beziehung mit Personen eingehen, die sie misshandeln, oder indem sie selbst andere Menschen schlecht behandeln.

Die meisten Menschen entwickeln eine Kombination aus verschiedenen Bindungsstrategien – zum Teil deshalb, weil wir vielleicht mehrere Elternteile hatten, die uns unterschiedlich behandelt haben.

Sie sollten jedoch wissen, dass man etwas entwickeln kann, was Experten als »verdiente sichere Bindung« bezeichnen: Das heißt, Sie können lernen, sich im Erwachsenenalter sicher gebunden zu fühlen, auch wenn Ihre Bezugspersonen es Ihnen nicht beigebracht haben. Ein wichtiger Teil dieses Lernprozesses besteht darin, zu erkennen, wie sich die Ereignisse Ihrer Kindheit auf Ihr Selbstgefühl ausgewirkt haben. Die Fähigkeit, präzise und zusammenhängend über Ihre Vergangenheit zu sprechen, ist ein Zeichen dieser erworbenen Sicherheit. Sobald Sie sich über Ihre Bindungsprobleme im Klaren sind, können Sie üben, auf andere Menschen zuzugehen, und mit der Zeit immer authentischere Beziehungen zulassen. Diese Selbsterkenntnis kann Ihnen auch helfen, Situationen, in denen Sie einen Ihnen nahestehenden Menschen missverstanden oder verletzt haben, wieder zu bereinigen.

Emotionale und körperliche Symptome

In diesem Abschnitt lernen Sie die häufigsten Symptome einer K-PTBS kennen. Wir werden in den folgenden Kapiteln noch näher auf die verschiedenen Symptomkategorien eingehen. Hier nur ein kurzer Überblick:

Vermeidungssymptome: Das sind Verhaltensweisen, mit denen Sie schmerzhaften, traumatischen Erinnerungen und unangenehmen Emotionen oder körperlichen Empfindungen auszuweichen versuchen. Vielleicht machen Sie einen großen Bogen um Orte oder Menschen, die Sie an die Vergangenheit erinnern. Oder Sie ziehen sich aus solchen sozialen Situationen zurück oder nehmen Substanzen ein, um Ihren Schmerz zu betäuben.

Invasive und intrusive Symptome: Diese oft auch als »Wiedererleben« bezeichneten Symptome machen es Ihnen schwer, sich sicher und entspannt zu fühlen. Manchmal erleben Sie vielleicht deutliche Erinnerungen an Ihr Trauma in Form von Albträumen oder Rückblenden (Flashbacks). In anderen Situationen fühlen Sie sich von Emotionen oder unangenehmen körperlichen Empfindungen überwältigt, die von traumatischen Ereignissen aus Ihrer Kindheit herrühren. Eines der Hauptprobleme bei allen Formen posttraumatischer Belastungsstörungen ist das Gefühl des Bedrohtseins, das einen ständig verfolgt, auch wenn man eigentlich in Sicherheit ist. Dieses permanente Bedrohungsgefühl kann zu Hypervigilanz – einer starken Empfindlichkeit gegenüber bestimmten Geräuschen oder optischen Reizen – führen.

Depressive Symptome: Oft wechseln invasive mit depressiven Symptomen ab, bei denen Sie sich apathisch und von allem »abgeschnitten« fühlen. Wenn es keine Möglichkeit gibt, ihrer ständigen emotionalen oder körperlichen Misshandlung zu entkommen, fühlen sich Kinder mit der Zeit immer macht- und hilfloser. Das Gefühl, dass sich an ihrer Situation nichts ändern kann und auch niemals etwas ändern wird, kann allgegenwärtig sein und ihre ganze Weltsicht beherrschen.

Emotionsregulationsprobleme: Kindheitstraumata und Bindungsverletzungen können zu emotionaler Instabilität führen – vor allem, wenn Sie sich in der Kindheit verlassen, abgelehnt, bedroht oder machtlos gefühlt haben. Vielleicht überkommt Sie oft Ärger, Wut oder ein Gefühl der Reizbarkeit. Wenn man keine Hilfe bekommt, kann aus diesem emotionalen Schmerz der Drang entstehen, sich oder andere Menschen zu verletzen.

Dissoziative Symptome: Diese Symptome gehören zu den Phänomenen, die K-PTBS-Patienten am stärksten beeinträchtigen. Dissoziation ist ein psychischer und physischer Überlebensmechanismus. Ein Kind, das von seinen Bezugspersonen missbraucht oder misshandelt wird, aber gleichzeitig von ihnen abhängig ist, muss diese bedrohliche Situation irgendwie erträglich machen – und wenn auch nur in seiner Fantasie. So ein Kind erschafft sich in seiner Vorstellung dann vielleicht eine idealisierte Mama oder einen idealisierten Papa, um der Realität nicht ins Auge sehen zu müssen. Auf physischer Ebene sind an diesem Dissoziationsprozess Neurochemikalien beteiligt, die Emotionen und körperliche Empfindungen betäuben, sodass man sich wie benebelt, schwindelig und müde fühlt und einem übel wird. Manchmal macht diese Dissoziation es dem Betroffenen schwierig oder unmöglich, sich an traumatische Ereignisse zu erinnern, sodass sein Gefühl der Desorientierung noch mehr zunimmt.

Zwischenmenschliche Probleme: Bindungsprobleme können Sie in Ihrer Fähigkeit beeinträchtigen, als Erwachsener gesunde Beziehungen einzugehen. Vielleicht fällt es Ihnen dann schwer, anderen Menschen zu vertrauen oder sich ihnen nahe zu fühlen. Vielleicht fühlen Sie sich in Beziehungen aber auch zu abhängig und können sich nur schwer durchsetzen. Oder Sie haben genau das entgegengesetzte Verhaltensmuster entwickelt und sind übertrieben eigenständig geworden in der irrigen Annahme, sich auf niemanden verlassen zu können, sodass Sie Menschen, die Ihnen nahestehen, grundlos zurückweisen.

Selbstwahrnehmungsprobleme: Komplexe Traumata gehen mit einem zu geringen Selbstwertgefühl einher. Missbrauchs- oder Vernachlässigungserfahrungen führen oft zu Selbstvorwürfen: Wenn Sie einen Elternteil nicht vom Trinken abhalten oder ein Geschwisterkind nicht vor Missbrauch schützen können, beginnen Sie vielleicht, sich für macht- oder wertlos zu halten, oder Sie glauben, dass die Welt kein vertrauenswürdiger Ort ist. Vielleicht entwickeln Sie dann ein toxisches Schamgefühl und halten sich für schuldig, psychisch geschädigt, wertlos oder für einen Versager. Die Überidentifikation mit solchen negativen Glaubenssätzen führt zu einem verzerrten Selbstbild.

Verzerrte Gedanken und Gefühle im Hinblick auf die misshandelnde Person: Manchmal ist die Beziehung von Menschen mit K-PTBS zu ihren misshandelnden Betreuungspersonen sehr verworren. Wenn sie darüber nachdenken, ob sie in einer Beziehung zu einem Elternteil bleiben möchten, der sie schlecht behandelt, kann das beispielsweise zu Schuldgefühlen oder Traurigkeit führen; oder ihnen ist bewusst, dass ihr Elternteil als Kind selbst missbraucht oder misshandelt wurde und dass dieses Trauma zu seinem heutigen Verhalten beigetragen hat. Andererseits sind sie vielleicht aber auch wütend darüber, dass dieser Elternteil ihr Leben immer noch beherrscht. So können starke Ressentiments entstehen.

Überwältigendes Gefühl der Hoffnungslosigkeit und Verzweiflung: Viele Menschen, die ein Kindheitstrauma erlebt haben, tragen eine große existenzielle Einsamkeit oder tiefe Verzweiflung in sich. Vielleicht kommt Ihnen angesichts Ihres Traumas oder Missbrauchs alles sinnlos vor, oder Sie können einfach nicht begreifen, warum Ihnen das passiert ist. Womöglich haben Sie dadurch den Glauben an die Menschen oder an eine höhere Macht verloren. Durch dieses Gefühl völliger Hoffnungslosigkeit fällt es Ihnen vielleicht schwer, einen Sinn oder eine Bedeutung in Ihrem Leben zu finden.

Zusätzlich zu diesen Hauptsymptomen entwickeln K-PTBS-Patienten oft auch noch weitere symptomatische Verhaltensweisen, um belastende Emotionen und Erinnerungen zu bewältigen: Zum Beispiel zupfen, kratzen oder reiben sie zwanghaft an ihrer Haut herum, reißen sich die Haare aus oder ritzen sich; oder sie leiden unter Selbstmordgedanken, Essstörungen, Impulsivität und übertriebenem Risikoverhalten.

Häufige Fehldiagnosen

Früher wusste man nicht viel über die K-PTBS; selbst Psychotherapeuten kannten sich damit nicht gut aus. Infolgedessen wurden bei vielen Menschen mit Kindheitstraumata falsche Diagnosen gestellt. Eine Fehldiagnose macht eine erfolgreiche Therapie sehr schwierig, vor allem, wenn der Arzt Ihnen deshalb die falschen Medikamente verschrieben hat oder Sie auf andere Weise fehlbehandelt wurden. Zum Beispiel können Emotionsregulationsprobleme dazu führen, dass man manchmal ängstlich und dann wieder depressiv ist. Diese »Stimmungsschwankungen« können als Symptome einer bipolaren Störung fehlinterpretiert werden, wenn der Therapeut Ihre Traumavorgeschichte nicht kennt oder nicht richtig einordnen kann.

Manche Menschen leiden unter mehreren psychischen Erkrankungen gleichzeitig, was ebenfalls zu Fehldiagnosen führen kann. Zum Beispiel können eine K-PTBS und eine Aufmerksamkeitsdefizit-Hyperaktivitätsstörung (ADHS) zusammen auftreten. Hier ein paar häufige Fehldiagnosen bzw. Komorbiditäten einer K-PTBS:

- Borderlinestörung oder andere Persönlichkeitsstörungen
- Bipolare Störung
- Aufmerksamkeitsdefizit-Hyperaktivitätsstörung (ADHS)
- Sensorische Verarbeitungsstörung
- Lernstörung
- Angststörungen (einschließlich Panik- und Zwangsstörung)

- Major Depression oder Dysphorie
- Somatisierungsstörungen (d. h., psychische Störungen werden als körperliche Symptome erlebt)
- Substanzmissbrauch oder -abhängigkeit

Falls Sie nach dem Lesen dieser Informationen glauben, keine richtige Diagnose erhalten zu haben, besprechen Sie Ihre Bedenken bitte mit einem Therapeuten Ihres Vertrauens. Denn wenn Sie über Ihre eigenen Symptome Bescheid wissen, können Sie sich besser für die Erfüllung Ihrer gesundheitlichen Bedürfnisse einsetzen.

MICHAEL

»Ich kann so nicht mehr weitermachen«

»Alles erinnert mich daran, wie furchtbar mein Leben war. Ich weiß, dass mit mir irgendetwas nicht stimmt. Ich bin meistens reizbar und wütend. Manchmal habe ich das Gefühl, so nicht mehr weitermachen zu können. Was hat mein Leben für einen Sinn?«

Michael leidet schon seit vielen Jahren an einem unverarbeiteten Kindheitstrauma. Mit der Zeit hat sich sein Gefühl der Verzweiflung immer mehr verschlimmert. Im Lauf unserer Therapie erfuhr ich, dass Michael in seinem Elternhaus ein furchtbares Chaos erlebt hatte: Er war als mittleres Kind mit sieben Geschwistern aufgewachsen. Seine Mutter war ängstlich und ständig überfordert. Sein Vater war selten zu Hause, weil er zwei verschiedenen Jobs nachging, um die Familie zu ernähren; doch wenn er da war, bekam er oft Wutanfälle. In der Psychotherapie erlernte Michael die Strategien, die er brauchte, um endlich zu begreifen, warum er so wütend war. Als Kind hatte er sich in seiner chaotischen Familie oft verloren gefühlt. Doch in der Therapie konnte er sich nun mit seinen seelischen Verletzungen und seinem Kummer auseinandersetzen. Mit der Zeit wurde ihm klar, dass er gar nicht psychisch gestört war – seine negativen Gefühle waren einfach nur darauf zurückzuführen, dass seine Eltern seine Bedürfnisse nicht erfüllt hatten. Obwohl es ihm nicht leichtfiel, sich mit seiner schmerzhaften Vergangenheit auseinanderzusetzen, begann er dadurch, sich selbst doch besser zu verstehen, und konnte mitfühlender mit sich umgehen; und das gab ihm zum ersten Mal seit Jahren wieder Hoffnung.

Wie behandelt man eine K-PTBS?

Nun werden Sie die häufigsten Behandlungsmethoden für eine K-PTBS kennenlernen: kognitive Verhaltenstherapie (KVT), dialektische Verhaltenstherapie (DVT), Teiletherapie, »Eye Movement Desensitization and Reprocessing«-Therapie (EMDR-Therapie), Körperpsychotherapie und Komplementär- und Alternativmedizin. All diese Verfahren sind gut erforscht und nachweislich wirksam.

Kognitive Verhaltenstherapie

Die kognitive Verhaltenstherapie (KVT) wurde von Dr. Aaron Beck zur Behandlung von Menschen mit Ängsten oder Depressionen entwickelt. Heute ist sie eine der wirksamsten Methoden der Traumatherapie. Im Rahmen einer KVT lernen Sie, die Zusammenhänge zwischen Ihren Gedanken, Gefühlen und Verhaltensweisen zu analysieren und Denkmuster zu erkennen, durch die Ihre emotionale Dysregulation sich verschlimmert. Zum Beispiel kann ein Trauma dazu führen, dass Sie sich ständig bedroht fühlen. Doch wenn sich dieses Gefühl zu der Überzeugung ausweitet, dass Sie niemals irgendwo in Sicherheit sein werden, gehen Sie vielleicht kaum noch aus dem Haus, und das kann zu Isolation führen und Ihre Angstgefühle verschlimmern. So geraten Sie mit der Zeit immer tiefer in einen Teufelskreis der Einsamkeit hinein.

Es gibt mehrere Varianten der KVT, die sich für die Behandlung von Traumata eignen. Die von Dr. Steven Hayes entwickelte Akzeptanz- und Commitmenttherapie (ACT) geht davon aus, dass problematische Emotionen ganz normale Reaktionen auf schmerzhafte Lebensereignisse sind. Bei der ACT wenden Sie sich solchen Gefühlen in einer Haltung liebevoller Akzeptanz zu. Dadurch nimmt Ihre Neigung, unangenehmen Erfahrungen aus dem Weg gehen zu wollen, mit der Zeit ab.

Die Narrative Expositionstherapie (NET) wurde von Dr. Maggie Schauer, Dr. Thomas Elbert und Frank Neuner entwickelt. Bei dieser Therapie verarbeiten Sie Ihre Emotionen, indem Sie eine biografische Geschichte verfassen, die sowohl schwierige als auch positive Situationen aus Ihrem Leben beinhaltet. Diese Lebensgeschichte trägt zur Stärkung Ihres Identitätsgefühls bei.

Generell arbeitet die KVT bei der Traumatherapie mit einer Technik namens Exposition, bei der Sie über Ihre traumatischen Erlebnisse nachdenken oder etwas darüber schreiben. Das Ziel dieser Exposition besteht darin, das seelische Leid zu lindern, das Sie beim Gedanken an schmerzhafte Erlebnisse überkommt. Anfangs wird es Ihnen vielleicht unangenehm sein, über Ihr Trauma zu sprechen, doch mit etwas Übung können Sie durch Exposition mehr Selbstvertrauen und ein stärkeres Gefühl der Kontrolle über sich und Ihr Leben entwickeln.

Manche K-PTBS-Patienten empfinden die Expositionstherapie als zu drastisch. Es ist wichtig, Ihren Therapeuten darauf anzusprechen, wenn Sie das Gefühl haben, dass eine Behandlungsmaßnahme Ihnen nicht guttut. Denn Sie sollen Ihre Therapie selbst wählen; sie sollte Ihnen niemals von außen aufgezwungen werden.

Dialektische Verhaltenstherapie

Die dialektische Verhaltenstherapie (DVT) wurde von Dr. Marsha Linehan als Behandlungsmethode für Menschen mit Borderline-Persönlichkeitsstörung entwickelt. Dabei handelt es sich um eine Form der kognitiven Verhaltenstherapie, die Achtsamkeits- und Entspannungsstrategien miteinander verbindet. Diese Fähigkeiten sind für die Bewältigung der emotionalen Dysregulation und der zwischenmenschlichen Probleme, unter denen K-PTBS-Patienten häufig leiden, besonders hilfreich. Durch eine DVT können Sie lernen, den Stress intensiver Emotionen zu ertragen, ohne in ungesunde Bewältigungsmechanismen wie Aggression oder Drogenmissbrauch zu verfallen. Diese Behandlungsmethode will Ihnen klarmachen, dass problematische Emotionen nicht unbedingt etwas Negatives sein müssen und dass Ihre Gedanken und Gefühle nicht den Menschen definieren, der Sie sind. Durch Achtsamkeit können Sie den Standpunkt eines »mitfühlenden Zuschauers« einnehmen – die Fähigkeit, sich selbst liebevoll und wertfrei zu akzeptieren.

Mithilfe einer DVT können Sie übrigens auch gesunde Wege für den Umgang mit problematischen Gefühlen in zwischenmenschlichen Beziehungen finden. Wenn Sie sich zum Beispiel von Ihrem Partner zurückgewiesen fühlen, verspüren Sie vielleicht den Impuls, ihn anzuschreien. In so einem Fall würden Sie üben, Ihren Wunsch nach mehr Nähe zu äußern, ohne sich oder Ihrem Partner die Schuld an dem Problem zu geben. Dadurch können Sie mehr Selbstachtung aufbauen. Mit ein bisschen Übung wird es Ihnen mit der Zeit immer leichter gelingen, Konflikte zu lösen und dabei fair und respektvoll mit sich und anderen Menschen umzugehen.

Eye Movement Desensitization and Reprocessing (EMDR)

Die »Eye Movement Desensitization and Reprocessing«-Therapie wurde von Dr. Francine Shapiro entwickelt, um den mit traumatischen Erinnerungen einhergehenden Leidensdruck zu lindern. Dabei entwickeln Sie zunächst Wege, um besser mit Ihrem seelischen Schmerz umzugehen: zum Beispiel Techniken zur Stresslinderung oder innere Bilder, die Ihnen ein Gefühl der Sicherheit und Entspannung vermitteln. Obwohl es am besten ist, sich bei dieser Aufarbeitung belastender Erinnerungen von einem Psychotherapeuten helfen zu lassen, können Sie diese Therapie auch allein durchführen.

Sobald Sie genügend Bewältigungsstrategien entwickelt haben, können Sie anfangen, Ihre traumatischen Erinnerungen zu verarbeiten. Dazu müssen Sie sich zunächst einmal darüber klar werden, welches mit Ihrem Trauma assoziierte innere Bild Sie am stärksten belastet und welche negativen Glaubenssätze, Emotionen und körperlichen Empfindungen damit einhergehen. Als Nächstes setzen Sie sich mithilfe einer Strategie namens »duale Aufmerksamkeit« mit dem seelischen Schmerz Ihrer traumatischen Erinnerung auseinander: Das heißt, Sie konzentrieren sich auf diese Erinnerung, nehmen aber gleichzeitig auch das Hier und Jetzt bewusst wahr. Bei der Traumabewältigung helfen schnelle Augenbewegungen, ähnlich wie im REM-Schlaf (der Schlafphase, in der man die Ereignisse und Erfahrungen seines Lebens verarbeitet); es können aber auch andere Behandlungsmethoden zum Einsatz kommen, zum Beispiel Klopftherapie, das Hören alternierender Töne über Kopfhörer oder eine taktile Stimulation der Hände durch Vibration mithilfe kleiner Handgeräte. Sobald Sie so weit sind, dass der Gedanke an die traumatische Erinnerung Sie innerlich nicht mehr aufwühlt, können Sie sich auf neue, positive Glaubenssätze fokussieren, die Ihr Selbstgefühl stärken.

Teiletherapie

Kindheitstraumata können einem das Gefühl vermitteln, sich mit sich selbst im Kriegszustand zu befinden. Vielleicht haben Sie einen sehr strengen inneren Kritiker oder ein starkes Bedürfnis nach Perfektion oder tragen immer noch einen jüngeren Anteil Ihrer Persönlichkeit mit sich herum, der sich klein und machtlos vorkommt. Die Teiletherapie geht davon aus, dass bestimmte Persönlichkeitsanteile manchmal so lange an unverarbeiteten traumatischen Ereignissen aus Ihrer Kindheit festhalten, bis Sie Gelegenheit erhalten, sich mit Ihren Gefühlen und Erinnerungen auseinanderzusetzen. Für die Arbeit mit diesen Teilpersönlichkeiten gibt es verschiedene therapeutische Ansätze; besonders erwähnenswert sind die von Robin Shapiro entwickelten Ego-State-Interventionen und die interne Familiensystemtherapie (»Internal Family Systems«) von Richard Schwartz.

Teiletherapien helfen besonders gut gegen dissoziative Symptome. Wir neigen dazu, unsere Erfahrungen mit den Familienmitgliedern, mit denen wir aufgewachsen sind, zu internalisieren. Wenn Sie zum Beispiel einen kritischen Elternteil hatten, kann dieser später zu Ihrem inneren Kritiker werden. Oder wenn Sie sich als Kind im Stich gelassen fühlten, vernachlässigen Sie vielleicht auch im Erwachsenenalter Ihr Bedürfnis nach Selbstfürsorge.

Durch die Teiletherapie können Sie mit Ihrem »erwachsenen« Ich in Kontakt treten. Im Erwachsenenalter stehen Ihnen verschiedene Entscheidungsmöglichkeiten offen, die Sie als Kind nicht hatten: Jetzt können Sie Nein sagen, Grenzen setzen, um Dinge bitten, die Sie brauchen, und sich selbst schützen. Als Erwachsener können Sie zu der Einsicht gelangen, dass Ihre schmerzhaften Gefühle von Erinnerungen an Ihre Vergangenheit herrühren – und dass diese traumatische Vergangenheit jetzt vorbei ist. Sobald Sie mit Ihrem Erwachsenen-Ich in Kontakt sind, können Sie im Rahmen der Teiletherapie lernen, mitfühlend mit den verletzlichen Gefühlen und Emotionen Ihrer jüngeren Teilpersönlichkeiten umzugehen.

Körperorientierte Psychotherapien

Bei den körperorientierten Psychotherapien steht Ihre Körperwahrnehmung im Mittelpunkt. Denn Traumata hinterlassen auch Spuren im Körper; eine K-PTBS kann sich durch verschiedene physische Symptome äußern. Hypervigilanz führt zum Beispiel dazu, dass Sie innerlich stets wachsam sind und sich nicht richtig entspannen können. Diese ständige innere Anspannung kann wiederum zu einem Gefühl mangelnder Sicherheit und Geborgenheit oder zu Schlafproblemen führen. Bei depressiven Symptomen fühlt man sich wiederum träge, müde und lethargisch.

Durch eine Körperpsychotherapie können Sie Zugang zur angeborenen Resilienz Ihres Körpers finden. Die heute am häufigsten eingesetzten Körperpsychotherapien sind Somatic Experiencing (entwickelt von Peter Levine) und die sensomotorische Psychotherapie von Pat Ogden. Bei diesen Therapien werden bewusste Sinneswahrnehmungen, Bewegungen und Konzentration auf die Atmung als Teil des Heilungsprozesses eingesetzt. Zunächst hilft eine Körperpsychotherapie Ihnen, Ressourcen aufzubauen: Sie lernen, sich sicher und geerdet zu fühlen und Ihre körperlichen Empfindungen bewusst wahrzunehmen. Als Nächstes können Sie erspüren, wo traumatische Ereignisse in Ihrem Körper gespeichert sind, und an diesen Traumata arbeiten.

Die Körperpsychotherapie kann Ihnen selbst dann bei der Überwindung traumatischer Ereignisse helfen, wenn Sie gar nicht mehr genau wissen, was eigentlich passiert ist. Denn statt über Ihre Erlebnisse zu sprechen, konzentrieren Sie sich bei diesem Therapieverfahren auf Ihre körperlichen Wahrnehmungen und Empfindungen. Wenn Sie zum Beispiel ein Engegefühl im Hals spüren, würden Sie Bewegungen machen oder sich mit Geräuschen konfrontieren, die mit diesem Gefühl zusammenhängen. Dadurch erinnern Sie sich vielleicht an ein ähnliches Gefühl aus Ihrer Kindheit. Dieser Prozess kann Ihnen helfen, lange festgehaltene Emotionen loszulassen, zum Beispiel eine Sehnsucht nach Verbundenheit oder die Trauer über einen Verlust. Durch diese Therapie entdecken Sie vielleicht ein Gefühl der Offenheit in Ihrem Körper oder das Gefühl, »Ihre Stimme gefunden zu haben«. Letztendlich können Sie mithilfe der Körpertherapie neue, positive Zustände der Selbstsicherheit oder inneren Stärke integrieren und verkörpern.

Komplementär- und Alternativmedizin

Kindheitstraumata können zu gesundheitlichen Problemen im Erwachsenenalter, beispielsweise zu Verdauungsstörungen, Fibromyalgie, Autoimmunerkrankungen und chronischen Schmerzen führen. Wie bei der Körperpsychotherapie geht es auch bei der Komplementär- und Alternativmedizin um die Verbindung zwischen Geist und Körper; doch hierbei liegt der Schwerpunkt auf Ernährung, Massagetherapie, Entspannungsstrategien, körperlicher Aktivität, Meditation und Yoga.

Unverarbeiteter traumatischer Stress kann das vegetative Nervensystem, das unbewusste Körperfunktionen wie beispielsweise unseren Herzschlag steuert, aus dem Gleichgewicht bringen. Das vegetative Nervensystem besteht aus zwei Bereichen (Sympathikus und Parasympathikus), die für subtilere körperliche Vorgänge wie Blutdruck und Pupillenerweiterung zuständig sind. Der Sympathikus übernimmt die Regie, wenn wir uns bedroht fühlen, und bereitet uns darauf vor, zu kämpfen, zu fliehen oder in einem Zustand der Bewegungslosigkeit zu erstarren. Der Parasympathikus schaltet sich ein, wenn die Gefahr vorüber ist, und hilft uns, wieder zur Ruhe zu kommen. Wenn Sie immer wieder Stresssituationen ausgesetzt waren, neigen Sie vielleicht dazu, permanent in einem Zustand hoher Alarmbereitschaft zu bleiben, und kommen nicht wieder zur

Ruhe; oder Sie befinden sich in einem Zustand totaler Erschöpfung und fühlen sich »wie benebelt« oder schwindelig. Vielleicht treten bei Ihnen aber auch beide Reaktionsmuster auf; dann fühlen Sie sich abwechselnd gestresst oder »hibbelig« und lethargisch. Körper-Geist-Therapien können Ihr vegetatives Nervensystem wieder ins Gleichgewicht bringen.

Heilung in Etappen

Am besten ist es, die Heilung einer K-PTBS etappenweise anzugehen. In der ersten Etappe wird ein Zustand der Sicherheit und Stabilität geschaffen. Durch die Bewältigungsstrategien in diesem Buch können Sie beispielsweise lernen, den jetzigen Augenblick bewusst wahrzunehmen, indem Sie Ihren Körper spüren und fühlen. In dieser ersten Therapiephase geht es um den Aufbau von Ressourcen: Sie sollen sich an Zeiten erinnern, in denen Sie sich in Sicherheit oder mit einem anderen Menschen verbunden gefühlt haben oder mitfühlend mit sich selbst umgehen konnten. Mithilfe dieser Ressourcen können Sie zwischen Gegenwart und Vergangenheit unterscheiden.

In der zweiten Phase geht es darum, sich Ihren traumatischen Erinnerungen zu stellen und diese mithilfe von Strategien aus der KVT, EMDR oder den Köperpsychotherapien zu verarbeiten. Vielleicht sind Sie innerlich noch nicht bereit für diese Phase der Auflösung und Integration Ihres Traumas: Dann wenden Sie die in diesem Buch beschriebenen Strategien zur Sicherheit und psychischen Stabilisierung einfach so lange an, wie Sie sie brauchen. Sobald Sie so weit sind, können Sie sich als Nächstes schrittweise an kleinere Bereiche Ihrer traumatischen Erinnerungen heranwagen, sollten sich dabei aber auch weiterhin regelmäßig auf Ihre Ressourcen konzentrieren, um sich sicher und geerdet zu fühlen. Auf diese Weise werden Sie nicht von zu heftigen Emotionen übermannt oder überfordert, wenn Sie an die Vergangenheit denken.

Die Auseinandersetzung mit Ihren traumatischen Ereignissen geht nahtlos in die dritte Phase des Bewältigungsprozesses über, bei der Sie Persönlichkeitsanteile, die Sie abspalten mussten, um zu überleben, wieder integrieren. Oft denken Traumaopfer in dieser Phase auch über den Sinn und Zweck ihres Lebens nach und erkennen, wie sie durch die schmerzhaften Ereignisse in ihrer Vergangenheit innerlich gewachsen sind.

Und wie steht es mit Medikamenten?

Viele K-PTBS-Patienten suchen Hilfe bei Ärzten und Psychiatern. Manchmal verschreiben wohlmeinende Ärzte diesen Patienten einfach nur Medikamente, ohne sie gleichzeitig an einen Psychotherapeuten zu überweisen. Medikamente können Ihre Symptome zwar lindern; doch Traumaexperten empfehlen, sie stets mit einer Psychotherapie zu verbinden. Außerdem sollten Sie wissen, was für Arzneimittel es gibt, um eine fundierte Entscheidung über deren Stellenwert in Ihrem Behandlungsprozess treffen zu können. Hier ein kurzer Überblick:

SSRIs: Selektive Serotonin-Wiederaufnahmehemmer wie Fluoxetin, Citalopram oder Paroxetin werden normalerweise als Mittel gegen Depressionen verschrieben; man kann damit aber auch Traumata behandeln. Am besten eignen sie sich zur Linderung von Übererregbarkeit und Stimmungssymptomen wie Wut, Reizbarkeit und Depressionen. Gegen das Wiedererleben von Traumata oder gegen dissoziative Symptome wirken sie weniger gut.

Benzodiazepine wie Diazepam, Alprazolam, Lorazolam und Clonazepam werden normalerweise wegen ihrer raschen Wirksamkeit gegen Angstzustände, Schlafstörungen und körperliche Schmerzen verordnet. Im Jahr 2012 wurden diese Medikamente jedoch als schädlich für PTBS-Patienten eingestuft, weil sie eine stark süchtig machende Wirkung haben und den Heilungsprozess verzögern. Es hat sich sogar gezeigt, dass sie Angstzustände, Reizbarkeit und Schlafstörungen verschlimmern, wenn man sie über längere Zeit einnimmt. Außerdem dämpfen sie das vegetative Nervensystem und erhöhen dadurch das Risiko für dissoziative Symptome.

Verschreibungspflichtige Stimulanzien: Medikamente gegen ADHS wie beispielsweise Ritalin können zwar das Konzentrationsvermögen verbessern, doch wenn Sie vor Kurzem ein Trauma erlebt haben, können diese Stimulanzien Ihnen schaden. Sie bewirken nämlich eine Freisetzung von Noradrenalin im Gehirn, was zur Bildung lebhafter, lang anhaltender Erinnerungen beiträgt und Angstgefühle verstärken kann.

Neue und experimentelle Therapien: Es gibt auch noch andere Medikamente, die vielversprechende Ergebnisse bei der Behandlung von Traumata gezeigt haben, beispielsweise Prazosin*, Ketamin und niedrig dosiertes Naltrexon. Prazosin lindert Albträume; Ketamin wirkt gegen depressive Symptome und Selbstmordgedanken. Niedrig dosiertes Naltrexon hilft besonders gut gegen dissoziative Symptome und chronische Schmerzen.

* Anm. der deutschen Redaktion: Die S3-Leitlinie der Deutschsprachigen Gesellschaft für Psychotraumatologie (DeGPT) in der Version vom 19.12.2019 gibt keine Empfehlung für Prazosin bei Albträumen, da »die aktuelle Studienlage zur Wirksamkeit von α-1-Adrenorezeptor-Antagonisten bei bestimmten Symptomen einer PTBS unzureichend« ist. Siehe https://www.awmf.org/uploads/tx_szleitlinien/155-001l_S3_Posttraumatische_Belastungsstoerung_2020-02_1.pdf
Derzeit läuft unter der Leitung von Stefan Röpke eine Studie zur Wirksamkeit von Doxazosin und Clonidin bei Albträumen von Patienten mit PTBS. Siehe https://www.gesundheitsforschung-bmbf.de/de/clondotrial-clonidin-und-doxazosin-zur-behandlung-von-traumabezogenen-albtraumen-bei-13386.php.

Wie geht es mir?

Am Ende dieses Kapitels sollten Sie innehalten und nachdenken. Entsprechen Ihre Probleme den Symptomen einer K-PTBS oder ähnlichen Symptomen, die ich in diesem Kapitel beschrieben habe? Haben Sie das Gefühl, dass bei Ihnen eine Fehldiagnose gestellt wurde oder dass bei Ihrer medizinischen Behandlung etwas schiefgelaufen ist? Wenn ja, sollten Sie das unbedingt mit Ihrem Therapeuten besprechen. Denn dann können Sie gemeinsam mit ihm eine zutreffendere Diagnose erarbeiten und einen geeigneten Behandlungsplan entwickeln. Achten Sie auch darauf, ob das, was Sie bisher gelesen haben, Sie in irgendeiner Weise getriggert oder Ihr Trauma reaktiviert hat. Falls ja, steht jetzt erst einmal ein bisschen Selbstfürsorge auf dem Programm: In diesem Buch finden Sie viele Bewältigungsstrategien. Dieses Selbstfürsorgeprogramm beginnt mit der unten stehenden Übung »Sie haben die Wahl!«. Denken Sie daran, dass Sie gleich jetzt eine dieser Übungen machen können.

Bewältigungsstrategie:
Sie haben die Wahl!

Bei einer K-PTBS fühlt man sich oft von negativen Gefühlen überwältigt. Wenn man an sein Trauma denkt, überkommt einen oft das Gefühl, völlig hilf- und machtlos zu sein. Eine gute Bewältigungsstrategie besteht darin, sich seine Entscheidungsfreiheit und die Kontrolle über sein Leben zurückzuholen. Diese Übung gibt Ihnen die Möglichkeit, störende Gedanken, Gefühle, Emotionen und Erinnerungen wegzuschieben oder zumindest unter Kontrolle zu halten. Oft muss man dazu eine Vereinbarung mit sich selbst treffen: nämlich, sich bei der Verarbeitung seines Kindheitstraumas an feste Zeiten zu halten. Sie sollten beispielsweise nicht an traumatische Erinnerungen denken, wenn Sie bei der Arbeit sind oder sich mit Ihren Kindern beschäftigen. Ein Termin bei einem Therapeuten dagegen ist genau der richtige Ort und Zeitpunkt, um über Traumata aus der Vergangenheit zu sprechen und an Ihrem Heilungsprozess zu arbeiten.

Nehmen Sie sich nun ein bisschen Zeit für die Bewältigungsstrategie »Sie haben die Wahl«. Diese Übung besteht aus zwei Schritten:

- Treffen Sie eine Vereinbarung mit sich selbst, die besagt, dass Sie sich immer nur zur richtigen Zeit und am richtigen Ort mit Ihren traumatischen Erinnerungen auseinandersetzen werden, also beispielsweise bei Ihrem Therapeuten. Nehmen Sie sich die Freiheit, im Augenblick nicht an Ihre traumatische Vergangenheit zu denken. Atmen Sie ein paarmal tief durch und machen Sie sich bewusst, dass Sie die Wahl haben, ob und wann Sie an belastende Ereignisse aus Ihrer Vergangenheit denken möchten.
- Falls trotzdem weiterhin Gefühle, Bilder, Emotionen oder körperliche Empfindungen in Ihnen aufsteigen, die Sie innerlich aufwühlen, dürfen Sie nun etwas über Ihren Kummer schreiben. Stellen Sie einen Timer auf 10 bis 15 Minuten und schreiben Sie alles auf, was Ihnen einfällt. Nach Ablauf dieser Zeit klappen Sie das Tagebuch wieder zu. Halten Sie sich vor Augen, dass diese aufwühlenden Erinnerungen sicher in Ihrem Tagebuch verwahrt bleiben, bis Sie wieder mit Ihrer Therapie weitermachen möchten.

Alle neuen Verhaltensweisen, die wir lernen, fallen uns mit ein bisschen Übung allmählich immer leichter. Sie können die oben beschriebene Bewältigungsstrategie so oft praktizieren, wie Sie sie brauchen – bis Sie tatsächlich das Gefühl haben, selbst entscheiden zu können, ob oder wann Sie an Ihr Trauma denken möchten.

2

UMGANG MIT VERMEIDUNGSSYMPTOMEN

»Ich lerne, im Hier und Jetzt zu sein«

Haben Sie sich auch schon öfters aus sozialen Situationen zurückgezogen, seelischen Schmerz mit Essen betäubt oder zu viel getrunken, weil eine bedrückende Erinnerung an Ihre Vergangenheit in Ihnen aufgestiegen war? Falls ja – keine Sorge: Mit diesem Problem stehen Sie nicht allein da. Vermeidungsverhalten kommt bei Menschen, die ein Kindheitstrauma erlitten haben, oft vor. In diesem Kapitel wollen wir herausfinden, warum Sie manchmal am liebsten einen großen Bogen um Menschen oder Orte machen würden, die Sie an Ihre Vergangenheit erinnern. Außerdem werden Sie lernen, Ihr Gefühl der Sicherheit im Hier und Jetzt durch Achtsamkeitsübungen zu stärken und Vermeidungsverhalten durch sinnvolle Bewältigungsstrategien zu ersetzen. So können Sie ein erfüllteres Leben führen. Auch Ihre zwischenmenschlichen Beziehungen werden sich dadurch verbessern.

ALICIA

»Ich denke fast immer daran, wegzulaufen«

Als Alicia in meine Praxis kam, setzte sie sich auf die vorderste Kante des Stuhls, der ganz nah an der Tür stand, und erklärte, sie fühle sich irgendwie zappelig und kribbelig. Oder um es in ihren eigenen Worten auszudrücken: »Ich denke fast immer daran, wegzulaufen.« Die erste Vereinbarung, die wir in der Therapie getroffen hatten, lautete, dass sie jederzeit gehen könne, wenn sie wolle. Ich erinnerte sie daran. Daraufhin wirkte sie gleich ein bisschen entspannter und rutschte ein Stückchen weiter auf ihrem Stuhl zurück.

Als wir anfingen, uns mit Alicias Drang zum Weglaufen zu beschäftigen, erzählte sie mir, dass ihr Vater sie wegen jeder Kleinigkeit ausgeschimpft habe. »Ich musste vor ihm stehen, während er mir die übelsten Beschimpfungen an den Kopf warf.« Als Teenager habe sie sich dann geschworen, nie wieder in einer Situation zu bleiben, in der sie schlecht behandelt werde. Seitdem ist sie immer wieder weggelaufen. Das Traurige daran war allerdings, dass Alicia inzwischen vor liebevollen, freundlichen Menschen und Orten fortlief, die keine Gefahr für sie darstellten.

Ich sprach mit Alicia darüber, wie wir in unserer Kindheit Bewältigungsstrategien entwickeln, um wiederkehrende beängstigende Ereignisse zu überstehen, dass diese Bewältigungsmechanismen aber kontraproduktiv sein können, wenn wir erwachsen sind. Mit ein bisschen Übung gelang es ihr, neue, effektivere Strategien zu entwickeln, die ihr ein Gefühl der Sicherheit gaben. Sie lernte, zwischen Vergangenheit und Gegenwart zu unterscheiden, sodass sie neue, positive Chancen in ihrem Leben jetzt besser nutzen kann. In einer unserer letzten Sitzungen sagte sie: »Ich lerne, im Hier und Jetzt zu sein.«

Wie entsteht Vermeidungsverhalten?

Vermeidungssymptome sind Verhaltensweisen, mit denen Sie schmerzhaften inneren Bildern, Gedanken, Emotionen oder körperlichen Empfindungen ausweichen, die traumatische Erinnerungen in Ihnen wachrufen. Vielleicht halten Sie sich von Personen oder Orten fern, die solche Erinnerungen in Ihnen wecken, isolieren sich von Ihren Mitmenschen und versuchen unangenehme Gefühle durch Essen, Drogen- oder Alkoholkonsum zu betäuben. Vielleicht konzentrieren Sie sich hauptsächlich auf Ihre Gedanken, um keine Gefühle haben zu müssen. Oder Sie machen – wie Alicia – einen großen Bogen um bestimmte Menschen oder Orte, obwohl gar keine Gefahr von ihnen ausgeht.

Wie Sie in Kapitel 1 erfahren haben, finden Kindheitstraumata in einem Alter statt, in dem man noch sehr jung und auf seine Betreuungspersonen angewiesen ist. Manchmal entwickelt man sich dann zu einem »braven«, kompetenten oder perfektionistischen Kind, um mit dem Chaos in seinem Elternhaus fertigzuwerden. Manche Kinder erschaffen sich in ihrer Fantasie eine idealisierte Welt, in der ihre Eltern eigentlich gut waren und ihnen Sicherheit und Geborgenheit schenkten, obwohl das in Wirklichkeit gar nicht zutrifft.

Dissoziation

Meistens sind Kinder nicht in der Lage, sich gegen misshandelnde Eltern zu wehren oder von zu Hause wegzulaufen. Oder wenn sie es versuchen, verschlimmert sich ihre Situation dadurch womöglich sogar noch. Und sie finden auch nicht immer Schutz oder Unterstützung bei anderen, fürsorglicheren Erwachsenen. Wenn es in Ihrer Kindheit solche Situationen gab, haben Sie vielleicht dissoziative Symptome entwickelt, um Ihrem seelischen Schmerz auszuweichen. Diese Dissoziation kann dazu führen, dass Ihnen schwindelig wird und Sie sich geistig wie »benebelt« oder von Ihrem Körper abgeschnitten fühlen. Oder Sie haben verschiedene Persönlichkeitsanteile abgespalten und Ihren Kummer und Schmerz dort gespeichert, um überleben zu können. Je nach Schweregrad dieser dissoziativen Symptome empfinden Sie Ihre Welt vielleicht als surreal oder finden sich manchmal plötzlich an irgendeinem Ort wieder, ohne zu wissen, wie Sie dort hingekommen sind.

Diese Bewältigungsmechanismen, die wir in der Kindheit entwickelt haben, sind oft kontraproduktiv, wenn wir auch im Erwachsenenalter weiterhin darauf zurückgreifen. Zum Beispiel führt Perfektionismus häufig zu übertriebener Selbstkritik oder Intoleranz gegenüber den Fehlern anderer Menschen. Oder vielleicht klammern Sie sich an eine idealisierte Sichtweise Ihrer Kindheit und verleugnen die negativen Auswirkungen der strengen Behandlung oder übermäßigen Kritik, der Sie bei Ihren Eltern ausgesetzt waren. Womöglich sagen Sie dann: »Sie haben mich doch nur zu meinem Besten so streng erzogen«, oder: »Klar, mein Vater hat mich geschlagen, aber das war doch nicht so schlimm.« Es kann auch sein, dass Sie sich von Ihrem emotionalen Schmerz zu distanzieren versuchen, indem Sie übermäßig viel denken, analysieren oder ständig mit irgendetwas beschäftigt sind.

Rückblenden (Flashbacks)

Vielleicht haben Sie nach einem auslösenden Ereignis (zum Beispiel einem Konflikt mit einem Ihnen nahestehenden Menschen oder einem Film, der Sie an Ihre Kindheit erinnert hat) das Bedürfnis, Ihren Gefühlen auszuweichen. Solche auslösenden Ereignisse können invasive Symptome wie beispielsweise Flashbacks hervorrufen (auf die wir in Kapitel 3 noch näher eingehen werden). Dieses Vermeidungsverhalten erinnert an eine Phobie – nur dass Sie dabei eben nicht vor Höhen oder Spinnen, sondern vor Ihren eigenen Emotionen oder körperlichen Empfindungen Angst haben. Angenommen, ein bestimmter Geruch erinnert Sie an Ihr Elternhaus: Dann überkommt Sie vielleicht plötzlich ein unerträgliches inneres Unbehagen, und Sie tun irgendetwas, um dieses Gefühl zu vertreiben: Sie trinken zu viel, stürzen sich mit Feuereifer in irgendein berufliches Projekt oder trainieren stundenlang im Fitnessstudio. Leider können diese Bewältigungsmechanismen dazu führen, dass Sie sich von sich selbst oder den Menschen abgeschnitten fühlen, die Ihnen wichtig sind.

Eine bessere Bewältigungsmöglichkeit besteht darin, sich mit Ihrer Vergangenheit auseinanderzusetzen und sich zu fragen, warum Sie diesen Schmerz verdrängen mussten. Vielleicht fällt Ihnen dann wieder ein, dass Sie irgendwann in Ihrer Kindheit zu der Schlussfolgerung gekommen sind: Verletzlich zu sein, ist gefährlich. Denken Sie daran: Damals war Ihr Vermeidungsverhalten vielleicht die beste Überlebensmöglichkeit, weil Sie noch nicht die Unterstützung oder die Ressourcen besaßen, die Sie für die Bewältigung Ihrer Situation gebraucht hätten. Durch diese Erkenntnis werden Sie mit der Zeit vielleicht mehr Mitgefühl mit sich selbst entwickeln.

Start in den Selbstheilungsprozess

Eine wichtige Voraussetzung für die Bewältigung eines Traumas ist die Erkenntnis, dass Sie jetzt nicht mehr in einem so unsicheren Umfeld leben wie damals in Ihrer Kindheit. Sie sind jetzt erwachsen und können andere Entscheidungen treffen; und dazu gehört auch das Erlernen neuer, gesünderer Bewältigungsstrategien. In diesem Kapitel werden Sie Achtsamkeitstechniken kennenlernen, um sich bewusst zu machen, dass

Sie jetzt in Sicherheit sind. Sie werden eine geschärfte Wahrnehmung für Ihr Vermeidungsverhalten entwickeln, dabei aber trotzdem Mitgefühl mit sich selbst haben. Mithilfe der dritten Übung in diesem Kapitel können Sie sich sinnvolle Ablenkungsmöglichkeiten überlegen und schädliches durch konstruktiveres Verhalten ersetzen. Außerdem werden Sie Xavier, Lisa und Rachel kennenlernen und erfahren, wie deren Vermeidungssymptome ihr Leben auf den Kopf gestellt haben. Und nicht zuletzt werde ich Ihnen drei auf wissenschaftlichen Erkenntnissen beruhende praktische Strategien zur Bekämpfung Ihres eigenen Vermeidungsverhaltens erklären.

XAVIER

»Ich bin drei Tage lang nicht aus dem Haus gegangen«

»Vor etwa einem Jahr hat meine Freundin mit mir Schluss gemacht. An diesem Nachmittag bekam ich eine Panikattacke, und als ich nach Hause kam, schlief ich auf meiner Couch ein. Danach bin ich drei Tage lang nicht mehr aus dem Haus gegangen. Das hat mir Angst gemacht. Deshalb bin ich zu Ihnen in die Therapie gekommen. Bis jetzt habe ich noch nie jemandem erzählt, dass sich meine Eltern früher immer anschrien, vor allem, wenn mein Vater betrunken war. Dann ging ich in mein Zimmer und versteckte mich unter dem Bett, ganz allein. Und jetzt verstecke ich mich in Stresssituationen zu Hause, so wie ich es früher als Kind immer getan habe.«

Manchmal fühlen traumatische Ereignisse aus der Vergangenheit sich so an, als würde das alles auch heute immer noch passieren. Im Rahmen seiner Psychotherapie erlernte Xavier Achtsamkeitsübungen, um sich im Hier und Jetzt sicher zu fühlen. Vielleicht haben auch Sie das Gefühl, ein Ereignis von vor vielen

Jahren immer noch wiederzuerleben. Für Ihren Heilungsprozess ist es wichtig, sich klarzumachen, dass diese Kindheitserlebnisse ein für alle Mal vorbei sind.

Bewältigungsstrategie:

Achtsam im Hier und Jetzt sein

Bei dieser Bewältigungsstrategie geht es um die Erkenntnis, dass Sie in Sicherheit sind. Aber Sie sollten sich vorher unbedingt vergewissern, ob das auch wirklich stimmt! Wenn Sie in einem bedrohlichen Umfeld leben, müssen Sie sich klarmachen, dass Ihre Angstgefühle für Ihren Selbstschutz unerlässlich, also ein notwendiger Überlebensmechanismus sind. Dann sollten Sie Ihr Augenmerk zunächst einmal darauf richten, sich in Sicherheit zu bringen. Wenn Sie dagegen in Sicherheit sind, aber trotzdem immer noch unter Ängsten leiden, die von Ihrer traumatischen Vergangenheit herrühren, können Sie sich mithilfe dieser Achtsamkeitsübung von unnötiger Angst befreien. Sie müssen nicht unbedingt alle Schritte befolgen und sie auch nicht in einer bestimmten Reihenfolge durchführen. Experimentieren Sie einfach ein bisschen und finden Sie heraus, wie diese Übung für Sie am besten funktioniert.

- Schauen Sie sich um und achten Sie auf alle Details in Ihrer Umgebung. Gibt es irgendwelche optischen Hinweise darauf, dass Sie jetzt in Sicherheit sind? Sehen Sie irgendetwas (zum Beispiel eine Pflanze oder ein Kunstwerk), dessen Anblick Sie als angenehm empfinden? Achten Sie darauf, wie es sich anfühlt, Kopf und Augen zu bewegen, während Sie sich in Ihrer Umgebung umschauen.

- Nun sprechen Sie sich mit beruhigenden Worten Mut zu, zum Beispiel: »Ich bin jetzt in Sicherheit« oder »Mit mir ist alles in Ordnung«. Sagen Sie diesen Satz in sanftem, liebevollem Ton vor sich hin. Was für ein Gefühl ist es, Ihre Stimme in so freundlichem Tonfall sprechen zu hören?
- Führen Sie eine Hand zu Ihrem gegenüberliegenden Arm. Achten Sie darauf, wie es sich anfühlt, diesen Arm sanft und liebevoll mit der Hand zu berühren. Wie fühlt sich die Haut unter Ihrer Handfläche an? Konzentrieren Sie sich auf das Gefühl der Wärme Ihrer Handfläche an Ihrem Arm. Dann wiederholen Sie diese Übung mit dem anderen Arm.
- Trinken Sie einen Schluck Wasser oder warmen Tee und fahren Sie dabei mit der Zunge in Ihrem Mund herum. Erspüren Sie die Hinterseite Ihrer Zähne oder Ihren Gaumen. Nehmen Sie den Geschmack oder die Temperatur des Getränks wahr.
- Atmen Sie ein paarmal tief durch und konzentrieren Sie sich dabei auf das Heben und Senken Ihrer Bauchdecke. Nehmen Sie dieses Gefühl in Ihrem Körper wahr oder richten Sie Ihr Augenmerk einfach darauf, die Luft zu spüren, die an Ihrer Nasenspitze vorbeiweht.

Es gibt auch noch viele andere Möglichkeiten, das Hier und Jetzt mithilfe Ihrer fünf Sinne intensiver wahrzunehmen. Sie können sich zum Beispiel ein beruhigendes Musikstück anhören oder einen Stein in der Hand halten und seine Oberflächenstruktur oder Temperatur spüren. Seien Sie dabei ruhig ein bisschen kreativ! Wichtig: Wenn Sie irgendeine dieser Sinneswahrnehmungen als störend empfinden, können Sie mit einer anderen weitermachen – so lange, bis Sie sich bei dieser Übung geistig und körperlich rundum wohlfühlen.

LISA

»Ich kümmere mich um alle möglichen Leute, nur nicht um mich selbst«

»Meine Kindheit war chaotisch. Nach der Scheidung meiner Eltern wuchs ich abwechselnd bei meinem Vater und meiner Mutter auf. Irgendwie steckte ich immer mittendrin. Meine Mutter war depressiv und mein Vater war wütend. Es gab nirgends Platz für mich. Mit der Zeit wurde ich richtig gut darin, keine Bedürfnisse und Gefühle mehr zu haben. Und jetzt kümmere ich mich um alle möglichen anderen Leute, statt mir selbst Hilfe zu suchen.«

Lisa hat gelernt, ihre eigenen Bedürfnisse zu verdrängen und sich immer nur um andere Menschen zu kümmern. Das war ihre Strategie zur Bewältigung ihrer chaotischen Kindheit. Manchmal greifen wir automatisch – aus reiner Gewohnheit – auf Vermeidungsverhalten zurück. Nur wenn wir lernen, solche Verhaltensweisen zu erkennen, können wir etwas verändern. Lisa wurde beispielsweise klar, dass dieses Verhalten ein Mechanismus war, mit dem sie sich vor dem seelischen Schmerz ihrer Kindheit zu schützen versucht hatte. Außerdem erkannte sie, welche Situationen in ihrem heutigen Leben sie dazu verleiteten, ihre Bedürfnisse zu ignorieren. Zum Beispiel hat sie durchschaut, dass sie nicht um Hilfe bittet, auch wenn sie dringend welche braucht, um sich nicht dem Risiko einer Ablehnung auszusetzen. In der Therapie lernte sie, sich anderen Menschen gegenüber verletzlicher zu zeigen und Risiken einzugehen, auch wenn das zu Enttäuschungen führen kann. Im Großen und Ganzen hat Lisa das Gefühl, dass ihre Arbeit an ihrem Trauma sich gelohnt hat.

Bewältigungsstrategie:

Durchschauen Sie Ihr Vermeidungsverhalten!

Bei dieser Achtsamkeitsübung geht es darum, einen mitfühlenden, aber ehrlichen Blick auf Ihr eigenes Vermeidungsverhalten zu werfen. Atmen Sie ein paarmal tief durch und nehmen Sie sich vor, Ihr inneres Erleben genau zu beobachten – mit der Fähigkeit, sich selbst liebevoll zu akzeptieren, so wie Sie sind. Eines der wichtigsten Elemente von Achtsamkeit ist die wertfreie Neugier auf die eigenen Erfahrungen. Achtsamkeitsübungen erinnern uns daran, dass Selbstakzeptanz eine wichtige Voraussetzung für Veränderungen ist. Bitte lesen Sie sich nun die unten stehende Liste durch und überlegen Sie, welche dieser häufigen Vermeidungssymptome Ihnen bekannt vorkommen:

- Ich halte mich von bestimmten Menschen oder Orten fern.
- Ich isoliere mich von meinen Mitmenschen.
- Ich neige zu übermäßigem Essen, wenn zu viele Gefühle auf mich einstürmen.
- Ich trinke zu viel oder nehme Drogen, um meinen seelischen Schmerz zu verdrängen.
- Ich sitze stundenlang vor dem Fernseher oder beschäftige mich mit Videospielen.
- Ich will mir nicht eingestehen, dass ich misshandelt, missbraucht oder vernachlässigt worden bin.
- Ich kümmere mich so intensiv um andere Menschen, dass ich meine eigenen Bedürfnisse darüber ignoriere.
- Ich möchte gern Kontrolle über mich oder andere Menschen ausüben.

- Ich bin ein Perfektionist.
- Ich sage Therapietermine ab oder vergesse sie.
- Ich stürze mich in meine Arbeit, um keine Gefühle haben zu müssen.
- Ich konzentriere mich sehr stark auf das Denken, um Gefühlen aus dem Weg zu gehen.
- Manchmal fühle ich mich innerlich wie taub oder ich dissoziiere.

Sobald Sie Ihre Vermeidungsverhalten durchschaut haben, denken Sie als Nächstes darüber nach, wie sie entstanden sind. Dabei könnte Ihnen zum Beispiel einfallen, dass Sie als Kind einen Hang zu Perfektionismus oder übermäßiger Selbstkontrolle entwickelt haben, um mit dem Chaos in Ihrem Elternhaus fertigzuwerden; oder Sie erinnern sich an das erste Mal, als Sie Alkohol getrunken haben, um Ihren Schmerz zu betäuben. Als Nächstes nehmen Sie sich bitte ein paar Minuten Zeit, um über heutige Situationen nachzudenken, in denen Sie auf Vermeidungsverhalten zurückgreifen. Welche Ereignisse triggern Sie heute, Ihren Schmerz zu verdrängen oder Gefühlen aus dem Weg zu gehen?

RACHEL

»Ich esse, bis mir schlecht wird«

»Ich stehe morgens früh auf, gehe regelmäßig ins Fitnessstudio und bin auch gut in meinem Job. Nach der Arbeit gehe ich sogar zur Happy Hour. Aber wenn ich abends nach Hause komme, fühle ich mich so einsam. Dann kann ich mich einfach nicht mehr beherrschen und esse, bis mir schlecht wird. Das ist der einzige Weg, den ich kenne,

um meinen Schmerz zu betäuben. Trotzdem fühle ich mich dann am nächsten Tag noch elender als vorher.«

Rachels Geschichte zeigt, dass viele Menschen, die an einer K-PTBS leiden, belastende Emotionen oder Erinnerungen an Kindheitstraumata durch Essen, Alkohol oder Drogen zu verdrängen versuchen. Rachel betäubte ihre Gefühle durch Fressattacken, um sich nicht der Einsamkeit stellen zu müssen, die sie in ihrer Kindheit so oft erlebt hatte. Als ihr das klar wurde, konnte sie lernen, auf vernünftigere Weise mit diesem Gefühl umzugehen. Sie war froh, neue Verhaltensstrategien entdeckt zu haben, die ihr keine so großen Scham- und Schuldgefühle einflößten.

Bewältigungsstrategie:

Gesunde Ablenkungsmöglichkeiten finden

Diese Strategie stammt aus der dialektischen Verhaltenstherapie (DVT). Dabei geht es um konstruktive Wege, sich von belastenden Gefühlen oder Erinnerungen abzulenken. Erstellen Sie nun bitte eine Liste mit positiven Bewältigungsstrategien, die Sie als Ersatz für Ihr bisheriges Vermeidungsverhalten praktizieren könnten – vor allem, wenn dieses jetzige Verhalten schädliche Konsequenzen hat. Vielleicht werden Sie feststellen, dass Sie einige dieser alten Vermeidungsstrategien dann immer noch praktizieren können – aber eben nur in vernünftigen Maßen.

Bei dieser Strategie geht es nicht darum, den Schmerz aus Ihrer traumatischen Vergangenheit zu verarbeiten (das werden wir ein anderes Mal tun), sondern einfach nur um Ablenkung. Das ist eine kurzfristige Lösung, die Ihnen helfen kann, ein Verhalten zu umgehen, das Sie später vielleicht bereuen würden. Lesen Sie die unten stehende Liste positiver Bewältigungsstrategien genau durch oder listen Sie eigene Strategien auf. Sie können immer wieder in dieser Liste nachschlagen, wenn Sie sich dazu gedrängt fühlen, Ihren Schmerz auf kontraproduktive Weise zu bewältigen.

- Halten Sie sich in der Natur auf oder machen Sie einen Spaziergang.
- Gehen Sie in Ihr Lieblingscafé.
- Schauen Sie sich einen Film an, der ein neues Gefühl in Ihnen weckt (zum Beispiel eine Komödie, falls Sie gerade wütend sind).
- Beschäftigen Sie sich kurz mit einem Videospiel.
- Lesen Sie ein Buch, das Sie aufmuntert oder inspiriert.
- Verschaffen Sie sich gesunde Bewegung (Dehnübungen, Yoga, Training – aber ohne zu übertreiben).
- Hören Sie sich ein Lieblingsmusikstück an.
- Zeichnen Sie oder beschäftigen Sie sich mit einem Malbuch.
- Genießen Sie den Duft eines ätherischen Öls, das beruhigend auf Sie wirkt.
- Erledigen Sie einfache Arbeiten im Haus (Staub saugen, Wäsche waschen, Geschirr spülen).
- Zählen Sie fünf Dinge in Ihrem Leben auf, für die Sie dankbar sind.
- Halten Sie sich vor Augen, dass dieser Schmerz vorübergehen wird.

Wie geht es mir?

Dieses Kapitel hat Ihnen gezeigt, wie Sie belastende K-PTBS-Symptome vermeiden können. Nun sollten Sie wieder kurz innehalten und nachdenken. Wie war Ihnen beim Lesen der Geschichten anderer Patienten zumute, die ein Kindheitstrauma erlebt hatten? Hat irgendetwas an diesem Kapitel Sie beunruhigt oder verunsichert? Hat Ihnen eine der Bewältigungsstrategien weitergeholfen? Denken Sie daran, dass Sie Ihr Arbeitstempo selbst bestimmen können: Legen Sie beim Lesen dieses Buches zwischendurch ruhig immer wieder Pausen ein, um Ihre Bewältigungsstrategien zu praktizieren! Sie können auch Hilfe bei einem Ihnen nahestehenden Menschen oder Therapeuten suchen. Zum Schluss möchte ich Ihnen noch eine weitere Übung vorstellen, die Sie in Ihren »Selbstfürsorge-Werkzeugkasten« aufnehmen können.

Bewältigungsstrategie:

Visualisierung eines Friedensorts

Kreatives Visualisieren kann bei der Bewältigung einer K-PTBS sehr hilfreich sein. Das Gehirn unterscheidet nicht zwischen realen Erlebnissen und solchen, die nur in unserer Fantasie existieren; daher können positive Visualisierungen Sie weiterbringen.

Nehmen Sie sich für diese Übung ruhig ein bisschen Zeit! Denken Sie an einen Ort, den Sie als ruhig und friedlich empfinden. Das kann ein realer oder imaginärer Ort sein – vielleicht ein schönes Plätzchen in der Natur, zum Beispiel am Meer oder auf einem Berggipfel. Sie können sich aber auch ein Gebäude vorstellen, das Sie als heilsamen Zufluchtsort empfinden. Sobald Sie Ihren Friedensort gefunden haben, schmücken Sie dieses innere Bild mit verschiedenen Sinneswahrnehmungen aus. Schauen Sie sich an Ihrem imaginären Ort um. Was sehen Sie? Was hören Sie? Wie fühlen Sie sich in Ihrem Körper? Hätten Sie an Ihrem Friedensort gern jemanden bei sich? Oder gibt es Sicherheitsvorkehrungen, die Sie treffen müssen, damit sich dieser Ort für Sie auch wirklich ruhig und friedlich anfühlt – brauchen Sie zum Beispiel einen hohen Zaun oder eine abschließbare Tür? Nur Sie allein bestimmen, wer Ihren Ort des Friedens betreten darf und wer nicht.

Sobald Sie sich das Bild Ihres Friedensorts in allen Details ausgemalt haben, atmen Sie ein paarmal tief durch und spüren Sie in sich hinein. Wie fühlen Sie sich jetzt in Ihrem Körper und Ihrem Geist? Denken Sie daran, dass Sie so oft an diesen Ort zurückkehren können, wie Sie möchten.

3

UMGANG MIT INVASIVEN UND INTRUSIVEN SYMPTOMEN

»Endlich kann ich mich sicher fühlen«

Als Opfer eines Kindheitstraumas leiden Sie wahrscheinlich zumindest hin und wieder unter Hypervigilanz, Panik, Albträumen oder allgemeinen Angstgefühlen. Vielleicht fühlten oder fühlen Sie sich durch bestimmte Ereignisse getriggert. Möglicherweise erleben Sie auch Flashbacks, bei denen innere Bilder, Emotionen oder körperliche Empfindungen auf Sie einstürmen, die von Ihrem Trauma herrühren. Dieses Wiedererleben belastender Ereignisse beeinträchtigt das Leben von Traumapatienten sehr häufig und kann Stunden oder sogar Tage anhalten. In diesem Kapitel werden Sie sich mit diesen invasiven und intrusiven Symptomen beschäftigen und – was noch wichtiger ist – Bewältigungsstrategien kennenlernen, die Sie erden und Ihnen ein Gefühl der Sicherheit geben.

SIERRA

»Es fällt mir so schwer, mich zu entspannen«

»Abends kann ich kaum einschlafen. Denn dann stürmen all diese beängstigenden Gefühle auf mich ein. Ich erschrecke leicht vor Geräuschen, und dann fängt mein Herz an zu rasen. Es fällt mir so schwer, mich zu entspannen.«

Sierra war total erschöpft. Nachdem sie einen Autounfall erlebt hatte, schlief sie schon seit Monaten sehr schlecht. Obwohl sie Schlaftabletten nahm, holten ihre Angstgefühle sie immer wieder ein. Als ich Sierra kennenlernte, erfuhr ich, dass sie sich stets für ein »toughes Mädchen« gehalten hatte – für eine Person, die mit allem fertigwird. Sie erzählte mir, dass ihre Mutter in ihrer Kindheit immer wütend auf sie gewesen war und sie angeschrien hatte. Mit der Zeit hatte Sierra gelernt, ihre Angst zu verbergen und so zu tun, als könne sie nichts aus der Ruhe bringen. Doch seit dem Autounfall fühlte sie sich innerlich aufgewühlt und dünnhäutig. Als wir uns näher mit ihren Ängsten beschäftigten, erklärte Sierra, das erinnere sie daran, wie sie sich als junges Mädchen gefühlt habe. Der Unfall hatte diese Emotionen wieder an die Oberfläche gebracht.

Zunächst erkannte Sierra durch ihre Therapie, dass sie an Flashbacks (einem häufigen K-PTBS-Symptom) litt und dass sie sich jetzt in Sicherheit befand, auch wenn sie immer noch unter Angstgefühlen litt. Sie erlernte Atem- und Entspannungstechniken, um besser schlafen zu können. Als Nächstes musste sie Mitgefühl für den verletzlichen Menschen entwickeln, der sich so viele Jahre lang hinter der Fassade des »toughen Mädchens« verschanzt hatte. Das verschaffte ihr ungeheure Erleichterung. »Endlich kann ich mich wieder sicher fühlen und meine Ängste überwinden«, sagte sie.

Was sind invasive und intrusive Symptome?

Sierras Geschichte ist ein typisches Beispiel für ein häufiges K-PTBS-Problem: invasive und intrusive Symptome, die auftreten, nachdem man vor Kurzem ein erneutes traumatisches Ereignis erlebt hat. Manchmal ist dieses auslösende Ereignis etwas so Dramatisches wie ein Autounfall; es kann aber auch etwas ganz Alltägliches sein. Zum Beispiel kann auch der Gesichtsausdruck oder Tonfall einer anderen Person Angst oder Wut bei dem Traumaopfer auslösen oder ihm das Gefühl geben, abgelehnt zu werden. Solche Auslöser können zu Flashbacks führen – inneren Bildern, Emotionen oder körperlichen Empfindungen, die von einem traumatischen Ereignis aus der Vergangenheit herrühren, sich aber so anfühlen, als würde dieses Ereignis jetzt in diesem Augenblick stattfinden. Wie bei Sierra können diese Gefühle große Ängste hervorrufen, sodass man sich nur noch schwer entspannen kann und schlecht schläft.

Diese Wiedererlebenssymptome sind oft von Gefühlen auf hohem Erregungsniveau – wie beispielsweise Angst, Panik und Hypervigilanz – begleitet. Der Begriff invasiv bezieht sich auf die Art, wie diese Symptome in Ihr Bewusstsein eindringen; mit intrusiv ist gemeint, dass man sich dadurch nicht mehr richtig sicher und entspannt fühlen kann. Dieser seelische Stress ist auch körperlich wahrnehmbar: in Form von schnellem Herzschlag, einem Engegefühl in der Brust, Atembeschwerden oder Verdauungsproblemen. Diese Angstzustände können beispielsweise dazu führen, dass Sie übersensibel auf die Körpersprache, den Gesichtsausdruck und Tonfall ihrer Mitmenschen reagieren. All diese Symptome werden vom sympathischen Nervensystem hervorgerufen, das uns in Gefahrensituationen auf Kampf oder Flucht vorbereitet.

Wenn Flashbacks Ihr Gehirn »kapern«

Rückblenden (Flashbacks) können aber auch zu Gefühlen auf niedrigem Erregungsniveau führen, bei denen man sich schämt oder sich klein und macht- oder hilflos fühlt. Auf diese Symptome werden wir in Kapitel 4 und 8 noch näher eingehen. Manchmal rühren Flashbacks von Ereignissen aus einer Zeit her, als Sie noch so jung waren, dass Ihr Gehirn keine bildhaften oder verbalen Erinnerungen bilden konnte; oder Ihr Gehirn versucht Sie mit dissoziativen Symptomen vor traumatischen Erinnerungen zu schützen. Dann haben Sie vielleicht das Gefühl, dass Emotionen oder körperliche Empfindungen auf Sie einstürmen, deren Ursache Sie nicht kennen; dennoch ist Ihnen klar, dass Sie gerade einen Flashback erleben. Auf dissoziative Symptome werden wir in Kapitel 6 noch zu sprechen kommen.

Leider fällt es Menschen mit komplexer PTBS häufig schwer, sich sicher zu fühlen – selbst in Situationen, in denen sie keiner akuten Bedrohung ausgesetzt sind. Denn oft können sie nicht so richtig zwischen Erlebnissen aus der Vergangenheit und dem heutigen Geschehen unterscheiden. Das ist der Grund, warum Sie bestimmte Menschen oder Orte vielleicht als bedrohlich empfinden, obwohl sie das in Wirklichkeit gar nicht sind. Viele K-PTBS-Patienten suchen ihre Umgebung und die Gesichter ihrer Mitmenschen nach Anzeichen einer Bedrohung ab. Das kann zu einer negativen Erwartungshaltung führen, sodass man Anzeichen von Sicherheit ignoriert.

Invasive Symptome rufen Emotionen und körperliche Zustände hervor, die neurobiologisch mit Erinnerungen an frühere Zeiten verknüpft sind, in denen Sie sich ebenfalls so gefühlt haben. Dieses Phänomen bezeichnet man als »zustandsabhängiges Gedächtnis«: Es erklärt, warum Sie sich, wenn Sie traurig sind, am ehesten an frühere Situationen erinnern werden, in denen Sie ebenfalls traurig waren. Denn Erinnerungen werden bei der Speicherung im Gehirn mit anderen, ähnlichen Erinnerungen verknüpft. Wenn Sie also eine auslösende Situation erleben und dadurch in Panik geraten, werden Sie höchstwahrscheinlich in ein Loch voller miteinander assoziierter Erinnerungen aus anderen Situationen hineinstürzen, in denen Sie ebenfalls Angst hatten.

Wie Dr. Daniel Goleman in seinem Buch *Emotionale Intelligenz* erklärt, wird das Gehirn bei einem Flashback durch starke Emotionen wie Angst oder Zorn »gekapert«. Wenn wir uns sicher fühlen, können wir mit dem evolutionsgeschichtlich jüngsten Teil unseres Gehirns – dem präfrontalen Kortex – arbeiten. Diese Hirnregion ist dafür zuständig, über unsere Handlungen nachzudenken und kluge Entscheidungen zu treffen, die uns in der Verfolgung unserer langfristigen Ziele weiterbringen.

In Bedrohungssituationen dagegen werden das Mittelhirn und die unteren Hirnregionen aktiviert und drosseln den Blutfluss zum präfrontalen Kortex. Das Mittelhirn (auch als limbisches System bezeichnet) reagiert hochsensibel auf Gefahren. Das untere Gehirn (auch Reptiliengehirn genannt) aktiviert unsere primitivsten Selbstschutz- und Abwehrmechanismen. Kurz gesagt: Wenn wir in eine bedrohliche Situation geraten (oder uns vielleicht nur in unserer Wahrnehmung bedroht fühlen), neigen wir dazu, in die Defensive zu gehen, ohne über die Konsequenzen nachzudenken.

Intrusive Erinnerungen

Intrusive Symptome können durch verschiedenste Auslöser verursacht werden. Bei diesen (auch als Trigger bezeichneten) Auslösern handelt es sich um Ereignisse oder Situationen, die Erinnerungen an ein Trauma wachrufen können. So ein Auslöser kann alles Mögliche sein, was Sie an unangenehme Gefühle aus der Vergangenheit erinnert: zum Beispiel ein Telefongespräch mit einem Familienmitglied, die Rückkehr in das Zuhause Ihrer Kindheit, das Anschauen einer Filmszene oder eine Meldung in den Nachrichten. Es kann aber auch einfach nur der Geruch einer bestimmten Seife, eines Parfüms oder Eau de Cologne sein, das die misshandelnde Bezugsperson früher benutzt hat. Andere häufige Auslöser sind Konflikte mit einem Partner oder Kind oder ganz banale Fehler, zum Beispiel das Vergessen eines Namens oder ein Strafzettel. Statt sich einfach über solche ganz normalen, menschlichen Fehlverhalten hinwegzusetzen, gehen Sie in solchen Situationen vielleicht übermäßig streng oder kritisch mit sich selbst ins Gericht.

In einer Bedrohungssituation (egal ob sie real ist oder nur in unserer Wahrnehmung existiert) verändert sich unsere Atmung, und zwar normalerweise völlig unbewusst: Vielleicht atmen Sie beispielsweise flacher oder schneller, wenn Sie jemanden sehen, der Sie verletzt hat. Das kommt daher, dass unser Körper uns in solchen Situationen auf Kampf oder Flucht einstimmt, weil er sie für bedrohlich hält. Tiere reagieren auch so, doch sobald sie in Sicherheit sind, bauen sie den Stress wieder ab, indem sie sich schütteln, bewegen oder ein paarmal tief durchatmen. Wir Menschen dagegen bleiben oft noch lange in einem starken Erregungszustand, auch wenn die »Gefahrensituation« wieder vorüber ist. Das liegt daran, dass wir hoch entwickelte Gehirne haben, die unsere Erlebnisse in Form von Sprache und Gedanken verarbeiten. Außerdem wurde vielen von uns in der Kindheit beigebracht, dass Stillsitzen ein Zeichen von höflichem Gehorsam ist; und so haben wir gelernt, unsere instinktive innere Verbindung zu körperlichen Wahrnehmungen und Bewegungen zu unterdrücken.

Eine Möglichkeit, die Balance zwischen Körper und Geist wiederherzustellen, besteht darin, unser vegetatives Nervensystem ins Gleichgewicht zu bringen, indem wir unseren Vagusnerv stimulieren. Diesen Nerv kann man sich als bidirektionale Informationsautobahn vorstellen, auf der Sicherheits- oder Bedrohungswahrnehmungen zwischen Gehirn und Körper hin- und herkommuniziert werden. Diese Vagusstimulation aktiviert unser parasympathisches Nervensystem, das für Heilung und Erholung zuständig ist. Eine der schnellsten Methoden, Ihr Nervensystem ins Gleichgewicht zu bringen, hängt mit der Atmung zusammen. Wie das geht, erfahren Sie in der Übung »Entspannungsatmung« weiter unten.

Start in den Selbstheilungsprozess

Auf den nächsten Seiten werden Sie Tamara und Ben kennenlernen, die unter invasiven und intrusiven Symptomen litten. Und Sie werden auch erfahren, mit welchen Strategien diese beiden Traumaopfer ihre K-PTBS überwunden haben. Die drei auf wissenschaftlichen Erkenntnissen beruhenden Bewältigungsstrategien in diesem Kapitel stammen aus der Yogatherapie, der kognitiven Verhaltenstherapie und der Akzeptanz- und Commitmenttherapie. Mithilfe dieser Übungen können Sie Wiedererlebenssymptome leichter erkennen und dadurch schneller wieder ins Gleichgewicht kommen.

TAMARA

»Ich bekomme heute noch Bauchschmerzen, wenn ich daran denke«

»Meine Mutter hat mich nie geschlagen – das musste sie auch nicht. Sie brauchte mich nur kritisch und missbilligend anzuschauen, und schon duckte ich mich. Meine ganze Kindheit war so. Sie war nie zufrieden mit mir, hat mich niemals akzeptiert oder geliebt. Ich hatte immer das Gefühl, dass ich etwas falsch gemacht hatte und gleich bestraft werden würde. Ich bekomme heute noch Bauchschmerzen, wenn ich daran denke.«

Was Tamara erlebt hat, ist leider keine Seltenheit: Ein strenger, abwertender Blick der Eltern richtet bleibenden Schaden an. Zu den körperlichen Folgen dieses Traumas gehören Tamaras Bauchschmerzen. Andere häufige physische Traumasymptome sind übermäßiges Schwitzen, Engegefühl in der Brust, zu schnelle Herzfrequenz, Atembeschwerden, Schlafstörungen und das Gefühl, sich nicht richtig entspannen zu können. Diese Symptome zeigen, dass man sich aus Flashbacks oft nicht so einfach »herausdenken« kann.

Bewältigungsstrategie:

Entspannungsatmung

Mit jedem Einatmen aktivieren Sie Ihren Sympathikus, bei jedem Ausatmen wird der Parasympathikus aktiv. Folglich können Sie die Entspannungsreaktion Ihres Körpers »einschalten«, indem Sie länger aus- als einatmen.

Versuchen Sie, beim Einatmen in Gedanken bis 4 und beim Ausatmen bis 8 zu zählen. Tun Sie das ungefähr zehn Atemzüge lang und achten Sie darauf, wie Sie sich anschließend fühlen. Wenn Sie eine andere Variante dieser Entspannungsatmung ausprobieren möchten, können Sie es mit der 4-7-8-Atmung versuchen, bei der Sie den Atem zwischen Ein- und Ausatmung 7 Sekunden lang anhalten. Falls Sie das in Angst oder Panik versetzen sollte, verkürzen Sie die Dauer des Atemanhaltens oder verzichten Sie einfach ganz darauf. Bei dieser Übung handelt es sich lediglich um ein Experiment! Nehmen Sie sich Zeit dafür und achten Sie auf das Feedback Ihres Körpers und Ihrer Psyche. Denken Sie daran, dass die Bewältigungsstrategien in diesem Buch keine allgemeingültigen Rezepte sind: Sie können diese Übungen so lange variieren und daran herumfeilen, bis Sie die Strategien gefunden haben, die genau richtig für Sie sind.

BEN

»Ich weiß selber nicht, warum ich so plötzlich die Beherrschung verloren habe«

»Neulich saß ich mit meiner Frau und meinen Söhnen, die im Teenageralter sind, beim Abendessen. Unser Leben ist stressig; ich habe meine Arbeit, meine Frau führt ein Geschäft und unsere Söhne gehen zur Schule und treiben Sport. Dieser Abend verlief genauso wie die meisten anderen: Die Jungs hatten Hunger und meine Frau wollte erzählen, wie ihr Tag gelaufen war. Da hatte ich plötzlich das Gefühl, dass mir niemand zuhörte. Ich wurde so wütend, dass ich vom Tisch aufstehen und mich in meinem Zimmer einschließen musste, um nicht laut herumzuschreien. Ich weiß selber nicht, warum ich so plötzlich die Beherrschung verloren habe.«

Bens Geschichte zeigt, dass wir manchmal gar nicht wissen, wodurch unsere Flashbacks ausgelöst werden. Seine Reaktion auf seine Frau und seine Kinder kam scheinbar aus dem Nichts heraus; aber ihm war doch klar, dass seine Reaktion übertrieben war. Obwohl Ben nicht gegen seine Wut und sein Gefühl des Verletztseins ankam, verfügte er doch über eine so gute Selbstwahrnehmung, dass er spürte: Hier stimmt etwas nicht. Und so konnte er wenigstens noch rechtzeitig aufstehen und weggehen, bevor er die Beherrschung verlor. In der Therapie konnte er sich dann intensiver mit diesem Gefühl des Nicht-gehört-Werdens auseinandersetzen, und irgendwann wurde ihm klar, dass es von einer seelischen Verletzung aus seiner Kindheit herrührte. Nachdem Ben sich über den Auslöser klar geworden war, konnte er mehr Mitgefühl für sich und seine Gefühle aufbringen und mit seiner Frau und seinen Söhnen in aller Ruhe über seine Bedürfnisse sprechen.

Bewältigungsstrategie:
Auslöser erkennen

Ein feines Gespür für Auslöser zu entwickeln, ist eine der wichtigsten Strategien zur Bewältigung invasiver und intrusiver Symptome. Denn wenn Sie wissen, dass ein Auslöser bei Ihnen gerade einen Flashback hervorruft, werden Sie höchstwahrscheinlich sofort zu den nötigen Strategien greifen, um sich zu beruhigen und wieder sicher zu fühlen. Mit der nötigen Sensibilität für auslösende Situationen können Sie auch leichter voraussehen, wann Ihnen möglicherweise belastende Ereignisse bevorstehen, und sich rechtzeitig darauf vorbereiten.

Der erste Schritt dieser Übung besteht darin, sich über Ihre Auslöser klar zu werden. Lesen Sie die unten stehende Liste genau durch und notieren Sie sich alle Auslöser, die auf Sie zutreffen. Hier ein paar häufige Trigger:

- Kontakt mit Familienmitgliedern, die Sie früher misshandelt oder missbraucht haben (z. B. Telefongespräche, Besuche)
- Rückkehr in das Zuhause Ihrer Kindheit

- Ereignisse, die vor Kurzem stattgefunden haben und Sie an Ihr Kindheitstrauma erinnern (z. B. eine Szene aus einem Film oder eine Meldung in den Nachrichten)
- Ein Konflikt mit einem Ihnen nahestehenden Menschen (Ehepartner, Partner, Kind, Freund)
- Sie fühlen sich allein, verlassen oder zurückgewiesen
- Gefühl der Hilf- oder Machtlosigkeit
- Eine Sinneswahrnehmung (z. B. Geruch, Geräusch oder Geschmack), die Sie an die Vergangenheit erinnert
- Eigenes Fehlverhalten (z. B. einen Strafzettel zu bekommen oder eine Schüssel fallen zu lassen, sodass sie zerbricht)

Sobald Sie sich über Ihre Auslöser klar geworden sind, nehmen Sie sich ein bisschen Zeit, um über die Gefühle nachzudenken, die bei diesen Triggern in Ihnen aufsteigen. Ist es Angst, Wut, Traurigkeit, ein Gefühl der Hilflosigkeit oder übertriebene Selbstkritik? Achten Sie darauf, wie sich diese Auslöser in Ihrem Körper anfühlen: Reagieren Sie darauf mit innerer Anspannung, Zappeligkeit oder Herzrasen? Fühlen Sie sich wie erstarrt, als könnten Sie sich nicht mehr bewegen? Oder sind Sie erschöpft und fühlen sich wie erschlagen? Versuchen Sie, diesen Reaktionen nachzugehen, und zeigen Sie dabei Mitgefühl mit sich selbst! Zum Schluss sollten Sie sich überlegen, ob Ihnen diese Emotionen und körperlichen Wahrnehmungen bekannt vorkommen. Können Sie sich an Zeiten aus Ihrer Kindheit erinnern, in denen Sie ähnliche Gefühle hatten? Diese Erinnerungen könnten Hinweise auf unverarbeitete Probleme aus Ihrer Kindheit sein.

Sobald Sie sich über Ihre Auslöser klar geworden sind, können Sie mit Ihrem Therapeuten oder mit wichtigen, einfühlsamen Bezugspersonen darüber sprechen und sich von ihnen unterstützen lassen. Manchmal kann die Bewusstmachung von Wiedererlebenssymptomen eine wichtige Hilfestellung sein: Dadurch kann man auslösenden

Situationen auf sinnvolle Weise aus dem Weg gehen. Doch was am allerwichtigsten ist: Invasive und intrusive Symptome sind zwar unangenehm, können Sie aber auf wichtige Themen hinweisen, die Sie mit Ihrem Therapeuten besprechen sollten; dieser Schmerz kann also gleichzeitig auch eine Heilungschance sein.

Wie geht es mir?

In diesem Kapitel ging es darum, invasive und intrusive Symptome einer K-PTBS zu erkennen. Bitte nehmen Sie sich nun wieder ein bisschen Zeit zum Nachdenken. Konnten Sie sich mit den Patientengeschichten identifizieren? Hat irgendetwas, was Sie in diesem Kapitel gelesen haben, seelischen Schmerz in Ihnen wachgerufen? Hat eine der Bewältigungsstrategien Ihnen das Gefühl gegeben, jetzt besser mit schwierigen Erinnerungen umgehen zu können? Wenn ja, sollten Sie diese Übung bei Bedarf immer wieder machen. Zum Schluss möchte ich Ihnen noch eine weitere Bewältigungsstrategie vorstellen, die Sie in Ihren »Selbstfürsorge-Werkzeugkasten« aufnehmen können. Sie stammt aus der Akzeptanz- und Commitmenttherapie (ACT).

Bewältigungsstrategie:
Wetterbericht und Wettervorhersage

Emotionen sind wie das Wetter. In dieser Übung sollen Sie einen achtsamen Blick auf Ihren derzeitigen »Wetterbericht« werfen. Vielleicht fällt Ihnen dabei auf, dass Sie sich gerade ruhig und entspannt fühlen wie an einem sonnigen Tag. Oder Sie sind innerlich aufgewühlt wie ein Wirbelsturm, weil jemand Ihre Grenzen missachtet hat.

Und Sie können auch eine »Wettervorhersage« erstellen, indem Sie sich auf kommende Ereignisse vorbereiten. Wenn Sie in der Wettervorhersage zum Beispiel hören, dass es morgen regnen soll, werden Sie nicht ohne Regenschirm aus dem Haus gehen; und wenn Sie wissen, dass Ihnen schwierige Ereignisse bevorstehen, können Sie vorsorgen. Wenn beispielsweise demnächst ein Besuch bei einem Familienmitglied ansteht, mit dem Sie Probleme haben, können Sie sich besser auf heftige Emotionen wie Traurigkeit, Schmerz oder Wut einstellen und rechtzeitig Vorkehrungen treffen, um sich in dieser Situation geschützter, geerdeter und zentrierter zu fühlen: Zum Beispiel könnten Sie ein Hotelzimmer buchen, um nicht in Ihrem alten Elternhaus wohnen zu müssen – oder Sie verzichten lieber gleich ganz auf diesen Besuch.

Atmen Sie nun ein paarmal tief durch und erstellen Sie einen Wetterbericht für Ihre derzeitige emotionale Landschaft. Welche Ereignisse könnten zu diesem Wetter beigetragen haben? Nachdem Sie sich Ihre Emotionen bewusst gemacht haben, überlegen Sie, ob Sie sich ein Geschenk der Selbstakzeptanz machen können. Sie könnten sich zum Beispiel sagen: »Ich bin ganz in Ordnung so, wie ich bin« oder »Ich akzeptiere meine Gefühle«.

Als Nächstes denken Sie an ein bevorstehendes Ereignis. Können Sie voraussehen, wie Sie sich dabei fühlen werden? Man kann sich auf heftige Niederschläge und Gewitter in seinem Leben vorbereiten, indem man auf Anzeichen eines bevorstehenden Sturms achtet. Aber denken Sie daran, dass man das Wetter nicht immer genau vorhersagen kann! Manchmal wird Ihnen vielleicht ganz anders zumute sein, als Sie erwartet hatten. Achten Sie bei dieser Übung darauf, ob Ihre Prognosen mit der Zeit immer treffsicherer werden.

4

UMGANG MIT DEPRESSIVEN SYMPTOMEN

»Endlich habe ich das Gefühl, wieder mit mir selbst in Kontakt zu sein«

Viele Menschen fühlen sich nach einem Kindheitstrauma macht- oder hilflos – vor allem, wenn es damals keine Möglichkeit gab, etwas gegen den Missbrauch zu tun oder die Liebe zu bekommen, die sie brauchten. Wenn ein Trauma länger andauert, wird vielleicht irgendwann das ganze Selbstgefühl des Traumaopfers von dieser Hilflosigkeit beherrscht. In diesem Kapitel werden Sie mehr über depressive Symptome bei einer K-PTBS erfahren. Außerdem lernen Sie Bewältigungsstrategien kennen, um gegen negatives Denken anzukämpfen, Ihre Emotionen besser zu akzeptieren und mehr innere Kraft aus dem Kontakt mit Ihrem Körper zu schöpfen. Ihre depressiven Symptome sind durch Ihre traumatische Vergangenheit entstanden, aber sie brauchen nicht Ihre Zukunft zu bestimmen!

BRYAN

»Egal was ich tat, es nützte alles nichts«

»Meine Eltern ließen sich scheiden, als ich 8 Jahre alt war. Damals erlitt meine Mutter einen Nervenzusammenbruch und ging für ein Jahr weg. Ich lebte mit meinem Vater und meinem älteren Bruder zusammen. In dem Jahr, als unsere Mutter uns verließ, fing mein Bruder an, mich nach der Schule zu verprügeln. Ich versuchte, mit meinem Vater darüber zu reden, aber er sagte nur, ich solle doch nicht so eine Heulsuse sein. Ich war völlig hilflos. Egal was ich tat, es nützte alles nichts.«

Bryans Geschichte ist ein gutes Beispiel dafür, wie machtlos sich ein Kind fühlt, wenn es immer wieder traumatischen Erlebnissen ausgesetzt ist, ohne von einer liebevollen erwachsenen Bezugsperson beschützt zu werden. Als Erwachsener litt Bryan unter depressiven Symptomen. Er stellte sich seine Zukunft nur noch in den düstersten Farben vor, konnte sich nicht mehr richtig konzentrieren und verlor seine ganze Lebensfreude. Der Hausarzt verschrieb ihm Antidepressiva, war aber weitblickend genug, um ihn auch nach seinen Kindheitserlebnissen zu fragen. Als er erfuhr, dass Bryan als Kind vernachlässigt und misshandelt worden war, überwies er ihn an einen Therapeuten.

Durch die Therapie wurde Bryan klar, dass seine unbewältigten Kindheitstraumata mit an seiner Depression schuld waren. Zuerst begann er die Strategien zu praktizieren, die er im Rahmen seiner kognitiven Verhaltenstherapie erlernte, und machte Achtsamkeitsübungen, um gegen seine negativen Denkmuster und seinen inneren Kritiker anzukämpfen. Als Nächstes musste er die schmerzhaften Emotionen aus seiner Kindheit verarbeiten und lernen, mehr Mitgefühl mit sich selbst zu entwickeln. Obwohl es ihm schwerfiel, sich mit seinem seelischen Schmerz auseinanderzusetzen, fühlte er sich hinterher endlich wieder richtig lebendig, nachdem er viele Jahre lang innerlich wie taub gewesen war und sich von sich selbst und seinen Mitmenschen abgekapselt hatte. »Endlich habe ich das Gefühl, wieder mit mir selbst in Kontakt zu sein«, erklärte Bryan mir mit Tränen der Erleichterung.

Depressionen nach einem traumatischen Erlebnis

Depressionen können sich in verschiedenen Symptomen äußern: Man wird reizbar, verliert das Interesse oder die Freude an Dingen, die einem früher Spaß gemacht hatten, oder blickt ohne jede Hoffnung in die Zukunft. Vielleicht grübeln Sie immer noch über die schlimmsten Szenarien aus Ihrer traumatischen Vergangenheit nach oder Ihre Ess- und Schlafgewohnheiten haben sich verändert. Oft konzentrieren sich Ärzte und Therapeuten in solchen Fällen hauptsächlich auf die Depression, ohne zu erkennen, dass solche Symptome auch Folge eines komplexen Traumas sein können. K-PTBS- und Depressionssymptome überschneiden sich, und wie wir in Bryans Geschichte gesehen haben, leiden manche Menschen gleichzeitig unter beiden seelischen Erkrankungen. Die Bewältigungsstrategien in diesem Kapitel sollen Ihnen – unabhängig von der Ursache – bei der Bewältigung Ihrer depressiven Symptome helfen.

Aufgrund Ihres Kindheitstraumas hatten Sie bisher vielleicht den Eindruck, dass niemand richtig mit Ihren Gefühlen umgehen kann oder kein Mensch Sie jemals liebevoll behandeln und unterstützen wird. Vielleicht haben Sie gelernt, Ihren Schmerz, Ihre Wut oder Ihr Gefühl des Abgelehntwerdens zu verdrängen. Und im Erwachsenenalter distanzieren Sie sich womöglich immer noch von Ihren Gefühlen oder verleugnen Ihre Bedürfnisse. Doch diese negativen Emotionen können sich trotzdem in Ihnen anstauen: Vielleicht leiden Sie unter Reizbarkeit oder Wutanfällen, die andere Menschen verletzen oder erschrecken. Hinterher schämen Sie sich dann womöglich oder Ihr Verhalten ist Ihnen peinlich, was wiederum Ihren inneren Kritiker auf den Plan ruft. So entsteht ein Teufelskreis, der Sie immer wieder aufs Neue dazu treibt, Ihre Emotionen zu verdrängen.

Laut Dr. Stephen Porges, Professor für Psychiatrie und Autor des Buches *Die Polyvagal-Theorie*, manifestiert sich das parasympathische Nervensystem auf zwei verschiedene Arten, je nachdem, ob wir uns sicher oder bedroht fühlen. Wenn wir uns sicher fühlen, sorgt es für Ruhe und Entspannung. Fühlen wir uns dagegen bedroht, so kann der Parasympathikus uns in einen defensiven Modus namens »Ohnmachtsreaktion« versetzen, der bei traumatisierten Menschen häufig vorkommt. Dieser Modus äußert sich in Müdigkeit, Erschöpfung und einem Gefühl der Hilflosigkeit und führt letztendlich zum Zusammenbruch. Wenn ein Kind längere Zeit in einer solchen Ohnmachtsreaktion verharrt, bleibt dieses Gefühl der Trägheit, Müdigkeit und Apathie bis ins Erwachsenenalter hinein bestehen und kann sein Selbstgefühl sehr stark beeinflussen.

Wenn es keine Möglichkeit gibt, wiederkehrenden emotionalen oder körperlichen Misshandlungen zu entrinnen, fühlt man sich machtlos. Auch wenn Sie jetzt nicht mehr in einem traumatischen Umfeld leben, begleitet dieses Gefühl der Hilflosigkeit Sie vielleicht trotzdem immer noch. Und auch wenn Ihnen jetzt mehr Entscheidungsmöglichkeiten und Verhaltensoptionen offenstehen, fällt es Ihnen womöglich trotzdem immer noch schwer, diese positiven, lebensbejahenden neuen Möglichkeiten zu erkennen oder zu nutzen. Der Wissenschaftler und Psychologe Dr. Martin Seligman beschreibt diese »erlernte Hilflosigkeit« als anhaltendes Gefühl der Machtlosigkeit, die mit der festen Überzeugung einhergeht, dass sich niemals etwas ändern kann oder wird.

Die kognitive Verhaltenstherapie (KVT) sieht in der Depression eine Trias negativer Denkmuster: Der Patient sieht nicht nur sich selbst, sondern die ganze Welt und die Zukunft in den düstersten Farben. Vielleicht haben Sie beispielsweise das Gefühl, inkompetent zu sein, und halten es für sinnlos, sich um Heilung zu bemühen, weil die Welt Sie enttäuscht hat und das bestimmt auch in Zukunft weiterhin tun wird. Aber so schwierig es sich auch anhören mag: Um Ihre depressiven Symptome überwinden zu können, müssen Sie diese einschränkenden Glaubenssätze hinterfragen.

Depressionen entstehen oft durch Wut, die sich als Selbsthass nach innen gewendet hat. Um davon geheilt zu werden, müssen Sie lernen, Ihre Gefühle zu akzeptieren und zum Ausdruck zu bringen. Ihr Zorn über Ihre schlechte Behandlung kann Ihnen die Kraft geben, die Sie brauchen, um Selbstschutzmaßnahmen zu ergreifen. Bei den Bewältigungsstrategien in diesem Kapitel werden Sie an Ihren Gedanken und Emotionen und Ihrem Körper arbeiten und endlich das Gefühl bekommen, Ihr Leben im Griff zu haben.

Start in den Selbstheilungsprozess

In den Patientengeschichten von Jenna und Leo werden Sie ein paar häufige Depressionssymptome kennenlernen. Bei der ersten Bewältigungsstrategie in diesem Kapitel geht es darum, zu einem achtsamen, mitfühlenden Beobachter Ihrer eigenen Gedanken zu werden und die Stimme Ihres inneren Kritikers zu erkennen. Dadurch können Sie lernen, sich selbst zu schützen und zu Ihren Gefühlen und Bedürfnissen zu stehen.

Vielleicht drückt die Last unausgesprochener Emotionen Sie so sehr nieder, als würden Sie schon seit vielen Jahren einen schweren Rucksack auf dem Rücken tragen. Die zweite Bewältigungsstrategie will Sie dazu ermutigen, Ihre Gefühle zu spüren und den Rucksack zu leeren. Denn wenn Sie das Gewicht Ihrer schmerzhaften Emotionen abwerfen, werden Sie sich leichter und freier fühlen; und dann werden Sie sich vielleicht auch nicht mehr dauernd zu Hause auf Ihrer Couch einigeln wollen. Endlich können Sie Ihrem Bedürfnis nachkommen, sich wieder mehr zu bewegen, Ihren Körper zu dehnen und zu strecken und am Leben teilzuhaben.

Bei der letzten Bewältigungsstrategie in diesem Kapitel geht es darum, körperliche Aktivität in Ihr Leben einzubauen, um die physischen Auswirkungen Ihrer Depression besser in den Griff zu bekommen.

JENNA

»Immer mache ich alles verkehrt«

»Alle anderen scheinen ihr Leben irgendwie im Griff zu haben, nur ich sage anscheinend immer wieder zum falschen Zeitpunkt das Falsche. Immer mache ich alles verkehrt! Was ist nur los mit mir?«

Jenna saß in sich zusammengesunken auf der Couch und ließ den Kopf hängen. Sie wurde wieder einmal von ihrem erbarmungslosen inneren Kritiker attackiert. Durch ihre übertriebenen Verallgemeinerungen und die unfairen Vergleiche zwischen sich und ihrem (übermäßig positiven) Bild von anderen Menschen wurden diese negativen inneren Dialoge noch quälender. Ihre Gedanken drehten sich zwanghaft im Kreis; es ging immer nur um ihre Überzeugung, alles falsch zu machen, und sie drohte in einen Abgrund der Verzweiflung zu stürzen.

Durch die Therapie wurde Jenna klar, dass sie in ihren Selbstgesprächen viel zu streng und kritisch mit sich umging. Obwohl es ihr schwerfiel, gestand sie sich letzten Endes doch ein, dass sich ihre Depression durch diese negativen Gedanken verschlimmerte. Ich sprach mit ihr über Ergebnisse wissenschaftlicher Untersuchungen, denen zufolge Depressionen sich durch positives Denken bessern. Widerwillig nahm sie sich vor, in Zukunft liebevoller mit sich selbst umzugehen, obwohl sie nicht an diese positiven Gedanken glaubte. Doch mit der Zeit merkte sie, dass sie sich durch ihre neue, freundliche Denkweise tatsächlich wohler fühlte und ihr lähmendes Gefühl der Hoffnungslosigkeit sich allmählich legte. Also bemühte sie sich weiterhin um positive Gedanken. Schließlich wurde Jenna klar, dass ihr strenger innerer Kritiker eigentlich eine Botschaft war, die sie als junges Mädchen von ihrer Mutter erhalten hatte. Diese Mutter war immer sehr kritisch und intolerant gegenüber ihren Fehlern gewesen. Inzwischen kann Jenna ihrem inneren Kritiker widersprechen, sich von den belastenden Erinnerungen an das grausame Verhalten ihrer Mutter befreien und respektvoller mit sich selbst umgehen.

Bewältigungsstrategie:

Sich um konstruktive Gedanken bemühen

Bei dieser Achtsamkeitsübung sollen Sie zum mitfühlenden Zuhörer Ihrer eigenen Gedanken werden. Dadurch lernen Sie, sich selbst liebevoll zu akzeptieren, statt sich zu verurteilen. Das kann man zum Beispiel durch Meditation erreichen. Da viele Menschen es sich nicht zutrauen, regelmäßig zu meditieren, sollten Sie langsam und schrittweise damit anfangen – beispielsweise mit einer 5-minütigen Meditation pro Tag. Stellen Sie einen Timer ein, um zwischendurch nicht auf die Uhr schauen zu müssen, und suchen Sie sich eine bequeme Sitzposition. Sie können sich auf einen Stuhl oder ein

Kissen auf dem Boden setzen – Hauptsache, Sie haben es für die nächsten paar Minuten bequem.

Beginnen Sie nun, Ihre Gedanken zu beobachten und sich bei jedem Gedanken zu fragen, ob Sie ihn als konstruktiv oder kontraproduktiv empfinden. Aber denken Sie bitte daran, diese Gedanken nicht als »gut« oder »schlecht« zu bewerten! Sie sollen einfach nur spüren, ob sie Ihnen wehtun oder ob Ihnen dabei leichter ums Herz wird.

Ziel dieser Übung ist es, mehr Ordnung in Ihrem Kopf zu schaffen. Erlauben Sie sich, alle Gedanken loszulassen, die Unklarheit oder Verwirrung hervorrufen. Kontraproduktive Gedanken sind normalerweise lieblos und unrealistisch. Sie beschämen oder erniedrigen Sie und stecken voller Selbsthass und übertriebener Verallgemeinerungen. Oft steckt dahinter Ihr innerer Kritiker. Andere Anzeichen, an denen Sie kontraproduktive Gedanken erkennen können, sind zu strenge Werturteile über sich oder andere Menschen und Grübeleien, die mit einem Gefühl der Hoffnungslosigkeit einhergehen. Hier ein paar Beispiele für solche Gedanken:

- Ich bin wertlos.
- Ich bin ein Versager.
- Ich bin ein Verlierer.
- Mir wird niemals etwas gelingen.
- Es wird mir nie besser gehen.
- Kein Mensch wird mich jemals lieben.
- Ich kann zu niemandem Vertrauen haben.
- Niemand kann meinen Maßstäben gerecht werden.

Achten Sie darauf, ob es kontraproduktive Gedanken gibt, die Ihnen immer wieder durch den Kopf gehen. Kommen Ihnen einige Glaubenssätze aus der obigen Liste bekannt vor? Dann sollten Sie sich vielleicht einmal fragen, wo und von wem Sie diese negativen Botschaften über sich oder die Welt gelernt haben.

Der nächste Schritt unserer Übung besteht darin, diese kontraproduktiven Gedanken loszulassen und durch konstruktive, zutreffende Gedanken zu ersetzen. Stellen Sie sich vor, Sie sitzen am Ufer eines Flusses und werfen Ihre kontraproduktiven Gedanken ins Wasser, die daraufhin flussabwärts treiben und allmählich aus Ihrem Blickfeld verschwinden. Welche neuen, konstruktiven Gedanken möchten Sie stattdessen in Ihre inneren Dialoge aufnehmen? Hier ein paar liebevolle, mitfühlende Sätze, mit denen Sie es versuchen könnten:

- Ich akzeptiere mich so, wie ich bin.
- Ich muss nicht perfekt sein, um geliebt zu werden.
- Ich bin genau richtig so, wie ich bin.
- Ich verdiene es, gut und respektvoll behandelt zu werden.
- Man kann zwar nicht jedem vertrauen, aber ich kann schon ein paar vertrauenswürdige Menschen finden.
- Ich bin schließlich nur ein Mensch und akzeptiere meine Fehler.
- Auch andere Leute sind nur Menschen und ich akzeptiere ihre Fehler.

Achten Sie bei dieser Übung darauf, wie Ihnen zumute ist, wenn Sie so freundlich und liebevoll mit sich selbst reden und nur Dinge sagen, die auch wirklich zutreffen. Ändert sich dabei etwas an Ihren Emotionen? Wie fühlen Sie sich in Ihrem Körper? Können Sie sich vorstellen, wie sich Ihr Verhalten durch diese Übung mit der Zeit verändern könnte? Denken Sie daran: Durch regelmäßiges Üben kann man dauerhafte Veränderungen erzielen. Beobachten Sie, was passiert, wenn Sie sich jeden Tag um solche konstruktiven Gedanken bemühen!

LEO

»Ich habe einfach irgendwann aufgehört, Bedürfnisse zu haben«

»Meine Frau ist frustriert, weil ich mit ihr nie über meine Gefühle spreche. Aber meistens weiß ich gar nicht so richtig, was ich empfinde oder was ich will. In meiner Kindheit konnte ich mit niemandem reden und erst recht um nichts bitten, denn dann wurde ich entweder ignoriert oder auf mein Zimmer geschickt. Wahrscheinlich habe ich einfach irgendwann aufgehört, Bedürfnisse zu haben. Meine Frau hat mich gebeten, in Therapie zu gehen, weil ich ihr zu distanziert bin; sie hält mich für depressiv. Aber ich glaube, ich bin eben einfach so.«

Im Idealfall zeigen fürsorgliche Eltern ihren Kindern, dass es in Ordnung ist, Gefühle zu haben, indem sie sich liebevoll um sie kümmern, wenn die Kinder traurig oder wütend sind oder Schmerzen haben. Dadurch vermittelt man einem Kind, dass nichts Schlimmes daran ist, verletzlich zu sein, und dass es normal ist, Bedürfnisse zu haben. Leos Geschichte dagegen zeigt die schmerzhaften Folgen emotionaler Vernachlässigung in der Kindheit: Bei ihm hat die fehlende elterliche Unterstützung dazu geführt, dass er seine Gefühle oder Bedürfnisse gar nicht mehr richtig erkennen oder zum Ausdruck bringen kann.

In der Therapie sprach Leo stets in sehr nüchternem, sachlichem Ton mit mir – ohne dass sich irgendeine Gefühlsregung in seinem Gesicht zeigte. Nach und nach begannen wir, uns der Traurigkeit und dem Verlustgefühl des kleinen Jungen zuzuwenden, der mit der Zeit jede Hoffnung darauf verloren hatte, dass ihn jemals irgendjemand wirklich verstehen oder sein Bedürfnis nach Verbundenheit erfüllen würde. Zu Beginn der Therapie musste Leo zunächst einmal erkennen, wann er überhaupt Gefühle hatte. Gemeinsam ließen wir die schmerzhaften Emotionen der Wut und Traurigkeit zu, die er seinen Eltern gegenüber empfand. Leo hatte seine Bedürfnisse viele Jahre lang verleugnet; doch wir entdeckten, dass er hinter seiner selbstständigen, unabhängigkeitsliebenden Fassade trotzdem immer noch ein echtes Bedürfnis nach Liebe und Verbundenheit hatte. Mit der Zeit begriff Leo, dass es noch nicht zu spät war; er konnte lernen, seine Gefühle wahrzunehmen.

Bewältigungsstrategie:

Geben Sie Ihren Gefühlen nach!

Oft entstehen depressive Symptome dadurch, dass wir belastende Emotionen unterdrücken. Bei dieser Bewältigungsstrategie in zwei Schritten werden Sie lernen, Ihre Gefühle zu erkennen und zum Ausdruck zu bringen. Zunächst einmal geht es darum, Ihre Emotionen wahrzunehmen. Das ist vor allem dann wichtig, wenn Ihre Gefühle in Ihrer Kindheit stets als unwichtig abgetan oder ignoriert worden sind und Sie sich deshalb innerlich wie taub oder von Ihren Emotionen abgeschnitten fühlen. Körperpsychotherapien gehen davon aus, dass man lernen kann, seine Gefühle zu erkennen, indem man sich auf seine körperlichen Wahrnehmungen und Empfindungen konzentriert. Vielleicht spüren Sie ein Engegefühl in der Brust, wenn Sie wütend sind, haben einen Kloß im Hals, wenn Sie traurig sind, oder das Gefühl, dass sich in Ihrem Inneren alles zusammenzieht, wenn Sie sich schämen. Vielleicht müssen Sie immer wieder in Ihren Körper hineinhören, um einen Zusammenhang zwischen Ihren physischen Empfindungen und Ihren Emotionen zu erkennen. So entwickeln Sie mit der Zeit ein immer feineres Gespür für das, was in Ihrem Körper und Ihrer Psyche vorgeht. Am besten ist es, diesen Schritt zusammen mit einem anderen Menschen (zum Beispiel einem qualifizierten Therapeuten) zu gehen. Denn mithilfe einer anderen Person können Sie subtile Veränderungen in Ihrem Gesichtsausdruck oder Ihrer Körpersprache leichter erkennen und Ihre Gefühle besser wahrnehmen.

Rufen Sie sich nun einmal ein belastendes Ereignis aus der Vergangenheit in Erinnerung und achten Sie dabei auf Veränderungen in Ihrem Körper. Was haben Sie während dieses Ereignisses wohl empfunden? Können Sie Zusammenhänge zwischen verspannten Körperpartien und Emotionen herstellen, wenn Sie an dieses Erlebnis zurückdenken?

Durch die Unterdrückung von Gefühlen können sich depressive Symptome verschlimmern. Daher besteht der nächste Schritt dieser Bewältigungsstrategie darin, Ihren Gefühlen Spielraum zu geben und Gehör zu schenken, sie auszudrücken und ihnen gerecht zu werden. Wir wollen uns nun einmal anschauen, wie das bei einigen Emotionen aussehen könnte, die bei Depressionen häufig vorkommen:

Wut: Wie bereits erwähnt, ist Depression oft nichts anderes als nach innen gerichtete Wut. Ihre Wut zu spüren und zum Ausdruck zu bringen, hat durchaus seine Vorteile: Das kann Ihnen den Energieschub geben, den Sie brauchen, um sich von Ihren depressiven Symptomen zu befreien. Wenn Sie wütend sind, spüren Sie vielleicht ein Engegefühl in Brust und Armen oder ein plötzliches Gefühl überschüssiger Energie in Bauch oder Beinen. Wenn Sie Ihre Wut auf konstruktive Weise ausleben, könnte das zum Beispiel so aussehen, dass Sie Ihren bisher unausgesprochenen Emotionen – Zorn und dem Gefühl, verraten oder verletzt worden zu sein – eine Stimme geben. Vielleicht haben Sie dann plötzlich auch genügend Energie, um eine sportliche Aktivität aufzunehmen, wodurch Ihre Stimmung sich noch mehr verbessert. Oder Sie können Ihre Wut in die Arbeit an einem Projekt hineinstecken, was wiederum Ihr Selbstwertgefühl steigert. Außerdem kanalisiert Wut Ihre Energie in Richtung Selbstschutz. Das kann Ihnen helfen, Grenzen zu setzen oder selbstbewusster über Ihre Bedürfnisse zu sprechen.

Angst: Angstgefühle gehen häufig mit Zitterigkeit oder einem Gefühl der Erstarrung einher. Oft reden wir uns ein, dass unsere Angst verschwindet, wenn wir sie einfach ignorieren. Doch dadurch unterdrücken Sie nur Ihre Vitalität, und das kann depressive Symptome verschlimmern. Wie alle Emotionen muss auch Angst gefühlt und gelebt werden, damit man den Zugang zu seinem Mut findet. Manchmal überkommt Sie vielleicht ein Gefühl der Angst, wenn Sie sich an ein schreckliches Erlebnis aus der Vergangenheit erinnern. Oder Sie reagieren auf eine jetzige Bedrohungssituation mit Angst. Wenn das Angstgefühl von Ihrer traumatischen Vergangenheit herrührt, können Sie sich mithilfe Ihrer Atmung beruhigen und Mut fassen: Spüren Sie in Ihren Körper hinein und machen Sie sich bewusst, dass es Ihre Entscheidung ist, ob Sie das Angstgefühl an sich herankommen lassen wollen oder nicht. Denken Sie daran, dass Sie jetzt in Sicherheit sind. Falls Ihre Angst mit Ihrer jetzigen Lebenssituation zusammenhängt, kann sie Ihnen helfen, der drohenden Gefahr mutig ins Auge zu sehen und sie zu bekämpfen, indem Sie entsprechende Veränderungen in Ihrem Leben vornehmen.

Scham: Scham ist die Verletzung des Gefühls, dazuzugehören – es ist das Gefühl, abgelehnt, gedemütigt und verraten worden zu sein. Außerdem verleitet uns Scham oft zu dem Irrglauben, selbst schuld zu sein; und sie ist häufig die treibende Kraft hinter depressiven Symptomen. Wenn man sich schämt, würde man sich vielleicht am liebsten von allen Menschen isolieren und sich vor der ganzen Welt verstecken. Doch so unerträglich dieses Gefühl auch sein mag – es hängt unmittelbar mit Ihrem Bedürfnis zusammen, verstanden, umsorgt, bedingungslos akzeptiert und geliebt zu werden. Wenn Sie unter Schamgefühlen leiden, sollten Sie versuchen, liebevoll und freundlich mit sich selbst umzugehen. Versuchen Sie, so mit sich zu reden, wie Sie ein kleines Kind beruhigen würden, und geben Sie dem verletzlichsten Teil Ihrer Persönlichkeit das Gefühl, geliebt und umsorgt zu werden.

Traurigkeit: Oft sind depressive Symptome auf unausgesprochene Gefühle der Verletzung und Traurigkeit zurückzuführen. Traurigkeit kann Ihnen einen Zugang zu Ihrem seelischen Schmerz vermitteln; also versuchen Sie, diesem Gefühl mit Liebe und Güte zu begegnen. Es ist ein Unterschied, ob Sie sich in Ihrer Traurigkeit vergraben (was in Selbstmitleid umschlagen kann) oder sie einfach zulassen. Jede Emotion ist dazu da, gefühlt und verarbeitet zu werden. Achten Sie darauf, ob es Ihnen schwerfällt, Ihre Traurigkeit zu spüren oder loszulassen. Letztendlich besteht ein gesunder Ausdruck von Traurigkeit darin, dass Sie sich erlauben, über Ihre Verluste zu trauern und die heilende Kraft Ihrer Tränen zu erfahren.

Wie geht es mir?

Nehmen Sie sich nun wieder ein bisschen Zeit, um die Erfahrungen, die Sie in diesem Kapitel gemacht haben, Revue passieren zu lassen. Hat das, was Sie hier gelesen haben, Sie verstört oder innerlich aufgewühlt?

Bei Bedarf können Sie während Ihrer Arbeit mit diesem Buch zwischendurch immer wieder Pausen machen. Falls Sie diese Arbeit trotzdem immer noch als zu belastend empfinden, denken Sie daran, dass man sich bei der Bewältigung einer K-PTBS am besten von einem einfühlsamen Therapeuten helfen lässt. Depressive Symptome entstehen häufig durch angestaute Erfahrungen der Ohnmacht, Hilf- und Hoffnungslosigkeit. Oft braucht es Zeit, bis dieser angestaute seelische Schmerz nachlässt. Versuchen Sie weiterhin, abwertende oder kritische Gedanken durch mitfühlende innere Dialoge zu ersetzen! Außerdem sollten Sie Ihre Emotionen als lebenslange Übung betrachten, bei der Sie sich nicht nur von emotionalen Belastungen aus Ihrer Vergangenheit befreien, sondern sich auch immer wieder mit schwierigen Gefühlen anfreunden müssen. Zum Schluss möchte ich Ihnen in diesem Kapitel noch eine Strategie vorstellen, bei der es um die heilende Kraft der Bewegung geht.

Bewältigungsstrategie:

Dehnen, entspannen und Kraft schöpfen

Bei dieser letzten Übung werden Sie Ihren Körper sanft dehnen und bewegen, um das körperliche Gefühl der Schwere und Anspannung zu lösen, das mit depressiven Symptomen so oft einhergeht. Wenn Sie schon seit einiger Zeit nicht mehr körperlich aktiv waren, können Sie mit leichten Dehnübungen beginnen. Sie können diese Dehnungen im Wohnzimmer durchführen und dabei Ihre Lieblingsmusik hören und oder sich für einen ruhigen, gemütlichen Spaziergang im Freien entscheiden. Oder Sie besuchen einen Yoga-, Tai-Chi- oder Feldenkrais-Kurs in Ihrer Gegend, bei dem Sie zu langsamen, achtsamen Bewegungen angeleitet werden. Wenn Sie möchten, können Sie es auch mit intensiverer körperlicher Aktivität versuchen, also zum Beispiel in schnellerem Tempo gehen, joggen oder Rad fahren. Oder Sie können einen Fitnesskurs besuchen oder im Fitnessstudio trainieren. Achten Sie darauf, wie Sie sich fühlen, wenn Ihre Herzfrequenz steigt! Bewegung gibt Ihnen einen natürlichen Energieschub, weil sie den Spiegel der Endorphine – Ihrer körpereigenen Wohlfühlhormone – erhöht.

Denken Sie daran, sich in einem Tempo zu bewegen, das sich für Sie richtig anfühlt, und versuchen Sie herauszufinden, welche Art von Bewegung Ihnen Freude macht. Nehmen Sie sich am Ende jeder Bewegungsübung ein bisschen Zeit, um sich selbst für diese Verbesserung Ihrer körperlichen Belastbarkeit zu danken. Wie bei allen Bewältigungsstrategien in diesem Buch sollten Sie auch diese Übung in Ihr Selbstfürsorgeprogramm aufnehmen und regelmäßig wiederholen.

5

UMGANG MIT EMOTIONALER DYSREGULATION

»Allmählich lerne ich, wieder ins Gleichgewicht zu kommen«

Vielen Menschen, die als Kinder zu Hause misshandelt oder vernachlässigt wurden, fällt es schwer, ihre Emotionen auf gesunde Art und Weise zum Ausdruck zu bringen: Entweder sie geraten in Wut oder weinen unkontrolliert und fühlen sich völlig hilflos. Oder sie fühlen sich von ihren Emotionen abgeschnitten und »machen dicht«. Beide Verhaltensmuster sind Beispiele für die emotionale Dysregulation, die das Leben von Menschen mit K-PTBS so häufig beeinträchtigt. In diesem Kapitel wollen wir untersuchen, wo solche Symptome herkommen. Außerdem werden Sie lernen, eine gesunde, ausgewogene Beziehung zu belastenden Emotionen zu entwickeln. Durch die Bewältigungsstrategien in diesem Kapitel können Sie ein freudigeres, erfüllteres Leben führen.

CHRISTINE

»Ich werde wütend, und dann fange ich an zu schreien«

»Es fing damit an, dass mein Mann sagte, er müsse auf eine Geschäftsreise gehen. Natürlich weiß ich, dass er mich liebt und dass die Reise nicht lange dauern wird. Trotzdem überkam mich dieses entsetzliche Gefühl, dass er mich verlassen will. Ich kam mir furchtbar hilflos vor; und dann wurde ich wütend und fing an zu schreien. Hinterher habe ich mich so über mich selbst geärgert. Jetzt kann ich gar nicht mehr aufhören zu weinen und weiß nicht, was ich machen soll.«

Als Christine in meine Praxis kam, liefen ihr Tränen über die Wangen. Sie war völlig von ihren Gefühlen überwältigt; außerdem schämte sie sich. In unserer Sitzung gingen wir zunächst auf das auslösende Ereignis ein – nämlich die Nachricht, dass ihr Mann eine Geschäftsreise vorhatte – und setzten uns mit dem Ursprung ihrer Angst vor dem Verlassenwerden auseinander. Wie so oft mussten wir dazu auch diesmal die Beziehungsmuster in ihrem Elternhaus analysieren.

Christine erinnerte sich daran, dass ihre Mutter ihr früher immer schöne Kleider und Puppen geschenkt hatte, obwohl sie diese Dinge weder wollte noch mochte. Das Einzige, was sie sich wünschte, war die Liebe ihrer Mutter. Wenn Christine sich weigerte, die Kleider zu tragen, schrie ihre Mutter sie an: »Warum liebst du mich nicht!« Danach sprach sie manchmal tagelang nicht mehr mit ihr.

Im Rahmen der Bewältigung ihres Traumas übte Christine, mit ihrem »weisen Verstand« in Kontakt zu treten. Das ist ein Begriff aus der dialektischen Verhaltenstherapie (DVT), der für eine Integration von Denken und Fühlen steht. Rein verstandesmäßig war ihr klar, dass ihr Mann sie nicht verlassen wollte. Doch auf emotionaler Ebene fühlte sich seine bevorstehende Geschäftsreise für sie so an, als würde ihr der Boden unter den Füßen weggezogen. Mithilfe ihres weisen Verstandes begriff Christine schließlich, dass ihre Gefühle gar nichts mit ihrem Mann zu tun hatten, sondern mit ihrer Kindheit. Jetzt konnte sie die Notwendigkeit dieser Reise gleich viel besser akzeptieren: »Ich lerne, meine heftigen Emotionen besser in den Griff zu bekommen«, sagte sie. Nun, da sie sich geerdet fühlte, konnte sie ihr Augenmerk auf die schmerzhaften Verletzungen aus ihrer Kindheit richten.

Was ist emotionale Dysregulation?

Wenn Sie in der Lage sind, Ihre Emotionen kontrolliert zu steuern, fühlen Sie sich ruhig und geerdet. Sie akzeptieren in einer inneren Haltung des Mitgefühls, dass schwierige Gefühle ein unvermeidlicher Bestandteil des Lebens sind. So können Sie verschiedene Emotionen zum Ausdruck bringen, ohne sich von Ihren Gefühlen überwältigt, innerlich wie taub oder zwanghaft zu schädlichen Verhaltensweisen hingezogen zu fühlen. In einem solchen Zustand kann man vernünftige Entscheidungen treffen, sich für die Erfüllung seiner Bedürfnisse einsetzen und gut mit anderen Menschen kommunizieren.

Bei einer emotionalen Dysregulation dagegen neigt man zu heftigen Reaktionen wie beispielsweise unbeherrschbarer Traurigkeit, Wut oder Angst. Solche Gefühle erschweren es Ihnen, sich auf Ihre Arbeit zu konzentrieren, Ihre Kinder zu erziehen oder liebevolle Beziehungen zu führen. Genau wie Christine haben vielleicht auch Sie Angst davor, verlassen zu werden. Oder Sie fühlen sich durch das Verhalten eines anderen Menschen getriggert oder sind todunglücklich, wenn jemand, der Ihnen etwas bedeutet, von Ihnen enttäuscht ist. Emotionale Dysregulation führt oft zu Verhaltensweisen, die man später bereut. Vielleicht lassen Sie Ihre Wut dann an einer anderen Person aus oder verspüren den Drang, sich selbst zu verletzen. Solche Verhaltensweisen steigern sich häufig zu einer Abwärtsspirale, in der Sie sich von Selbsthass zerfressen fühlen oder anfangen, an Selbstmord zu denken, weil Sie keinen anderen Ausweg aus Ihrem seelischen Schmerz sehen.

Emotionale Dysregulation kommt bei Menschen, die ein Kindheitstrauma erlitten haben, häufig vor. Das liegt unter anderem daran, dass wir in der Kindheit lernen, unsere Emotionen zu regulieren. Kinder brauchen psychisch gesunde, fürsorgliche Erwachsene, die ihnen bei der Entwicklung ihrer sozialen und emotionalen Intelligenz helfen. Es gehört zu den Aufgaben von Eltern, Kindern das Gefühl der Sicherheit zu vermitteln, das sie brauchen, um auch über unangenehme Gefühle sprechen zu können. Wenn sich Kinder von ihren Bezugspersonen unterstützt fühlen, lernen sie, dass Stresssituationen etwas Vorübergehendes sind und dass daraus positive Erfahrungen – beispielsweise mehr innere Stärke oder vertiefte zwischenmenschliche Beziehungen – hervorgehen können. Emotional überforderte Eltern sind jedoch nicht in der Lage, ihren Kindern bei der Entwicklung eines gesunden Gefühlslebens zu helfen. Wenn Kinder in einem unsicheren Umfeld leben müssen, neigen sie entweder zu heftigen Gefühlsausbrüchen oder fühlen sich von ihren Emotionen abgeschnitten. Manchmal entwickeln solche Kinder eine übermäßige Sensibilität für das seelische Leid ihrer Eltern oder sehen sich gezwungen, sich um deren emotionale Bedürfnisse zu kümmern.

Das Toleranzfenster

Diese in der Kindheit erlernten Verhaltensmuster können sich im Erwachsenenalter dadurch äußern, dass man oft hemmungslos weint, leicht wütend wird, sich lethargisch und abgestumpft fühlt oder sich zu stark in die Emotionen anderer Menschen hineinfühlt. Solche emotionalen Dysregulationsmuster deuten darauf hin, dass Sie sich außerhalb Ihres »Toleranzfensters« befinden – ein Begriff, den Dr. Dan Siegel für das Ausmaß an Stress geprägt hat, das jemand verkraften kann, ohne sich dadurch überfordert zu fühlen. Wenn Sie innerhalb dieses Toleranzbereichs liegen, können Sie gut mit aufwühlenden Emotionen und belastenden körperlichen Empfindungen umgehen. Im Rahmen Ihres Toleranzfensters können Sie problemlos ein gewisses Maß an Stress verkraften und anschließend wieder zu einem Gefühl der Sicherheit zurückkehren. Doch außerhalb dieses Toleranzfensters werden Sie vielleicht von Emotionen auf hohem Erregungsniveau (beispielsweise Angst, Gereiztheit, innerer Unruhe, Wut oder übermäßigem Weinen) übermannt. Diese Gefühle sind ein Zeichen dafür, dass Ihr sympathisches Nervensystem sich »eingeschaltet« hat. Im Gegensatz dazu sind Emotionen auf niedrigem Erregungsniveau eine Reaktion Ihres parasympathischen Nervensystems: Dann sind Sie vielleicht müde, erschöpft, lethargisch, emotional abgestumpft oder deprimiert, fühlen sich hilflos oder wie betäubt. Oft wechseln Menschen mit K-PTBS zwischen diesen emotionalen Höhen und Tiefen hin und her.

Dysregulationsmuster, die man als Kind erlernt hat, setzen sich oft bis ins Erwachsenenalter hinein fort. Vielleicht neigen Sie dann zu einer Kampf-, Flucht-, Erstarrungs-, Ohnmachts- oder Unterwerfungsreaktion. Diese Verhaltensmuster wollen wir uns nun einmal ein bisschen genauer anschauen:

Kampf: Wenn Sie zu Kampfreaktionen neigen, haben Sie sich und Ihren Mitmenschen gegenüber vielleicht eine sehr kritische Einstellung oder Sie sind wütend oder verärgert. Vielleicht wollen Sie am liebsten immer alles unter Kontrolle haben. Wenn Sie sich in diesem Verhaltensmuster wiedererkennen, müssen Sie in der Psychotherapie, die Ihnen ein gesundes Ventil für diese Emotion bieten kann, vielleicht an Ihrer Wut arbeiten. Statt dieses Gefühl an sich oder anderen Menschen auszulassen, können Sie die Energie Ihrer Wut nutzen, um Grenzen zu setzen, innere Kraft zu schöpfen oder andere Menschen, die schlecht behandelt werden, zu beschützen.

Flucht: Wenn Sie zu Fluchtreaktionen neigen, kann es sein, dass Sie leicht erschrecken, Ihr Umfeld mit Argusaugen auf Gefahren absuchen und ständig auf der Hut sind. Vielleicht sind Sie flatterhaft, »verkopft«, leiden unter rasenden Gedanken, fühlen sich fahrig, wirr im Kopf oder von Ihrem Körper abgekoppelt. All das könnte eine Flucht vor Erinnerungen an Ihr Trauma sein. Wenn dieses Verhaltensmuster bei Ihnen auftritt, sollten Sie versuchen, die Dinge ein bisschen langsamer anzugehen, mit Ihrem Körper in Kontakt zu treten und mehr Achtsamkeit für das Hier und Jetzt zu entwickeln.

Unterwerfung: Wenn ein Kind lernt, sein Trauma zu bewältigen, indem es sich um die emotionalen Bedürfnisse seiner Eltern kümmert, greift es zu einer anderen Verteidigungsstrategie, die Pete Walker als »Unterwerfungsreaktion« bezeichnet: Das ist der Versuch, den Menschen, von dem man sich bedroht fühlt, zu beschwichtigen oder ihm zu gefallen. Man möchte einem Angriff vorbeugen, indem man sich um die emotionalen oder physischen Bedürfnisse des Täters kümmert. Diese unterwürfige Reaktion führt oft zu einer krankhaften Bindung an den Täter. (Auf dieses Thema werden wir in Kapitel 9 noch näher eingehen.) Im Erwachsenenalter kann eine unverarbeitete Unterwerfungsreaktion zu einem Co-Abhängigkeitsmuster führen, bei dem Sie auf die Erfüllung Ihrer eigenen Bedürfnisse verzichten, um Beziehungen aufrechtzuerhalten. Wenn Sie in diese Kategorie fallen, müssen Sie lernen, Grenzen zu setzen und ein stärkeres Selbstwertgefühl zu entwickeln.

Erstarren: Bei dieser Reaktion erstarren Sie gewissermaßen zur »Salzsäule«, weil Sie damit rechnen, dass Ihr Leben in Gefahr ist – so ähnlich wie ein Reh im Scheinwerferlicht eines Autos. Oft hält man dabei auch den Atem an und fühlt sich wie erstarrt, als könne man sich tatsächlich nicht mehr bewegen. So wie ein Tier Stress abbaut, indem es sich schüttelt, bewegt oder tief durchatmet, kann man diese Erstarrungsreaktion durch heilsame Bewegungen oft leichter überwinden.

Ohnmacht: Zu einer Ohnmachtsreaktion kommt es, wenn unser Körper »glaubt«, dass wir bedroht sind und Energie sparen müssen, um zu überleben. Bei dieser Reaktion fühlen Sie sich vielleicht wie betäubt oder von sich und Ihren Emotionen abgeschnitten; Sie haben das Gefühl, neben sich zu stehen, oder verspüren den Drang, sich von anderen Menschen zurückzuziehen. Es kann aber auch sein, dass Sie unter Übelkeit, Schwindelgefühl oder Sehstörungen leiden. Diese Symptome sind ein Zeichen dafür, dass Sie gerade auf einen primitiven Verteidigungsmechanismus zurückgreifen, der sich einschaltet, wenn Sie das Gefühl haben, dass der Tod unmittelbar bevorsteht und Sie ihm nicht entrinnen können. Um solche Reaktionen zu überwinden, sollten Sie Ihre Aufmerksamkeit ganz allmählich wieder auf Ihre Sinne richten. Sie können sich zum Beispiel kurz in Ihrer Umgebung umschauen und auf alle Anzeichen achten, die Ihnen ein Gefühl der Ruhe und Entspannung vermitteln. Oder Sie könnten ausprobieren, wie es sich anfühlt, mit einem anderen Menschen in Verbindung zu treten, bei dem Sie sich sicher fühlen. (Auf die Bewältigung dissoziativer Symptome werden wir in Kapitel 6 noch näher eingehen.)

Ihr Toleranzfenster erweitern

Die Traumatherapie will Ihnen zunächst einmal ein Gefühl dafür vermitteln, dass Sie ein tatkräftiger Mensch sind, der seine Probleme lösen kann und seine Emotionen im Griff hat. Mit anderen Worten: Sie sollen lernen, sich innerhalb Ihres Toleranzfensters zu bewegen. Sobald dieses

Ziel erreicht ist, hilft die Therapie Ihnen, mit einer größeren Bandbreite an emotionalem Stress umzugehen. Dadurch können Sie Ihr Toleranzfenster erweitern. In der DVT bezeichnet man diesen Prozess als »Erhöhung der Belastungstoleranz«.

Das können Sie bewirken, indem Sie mitfühlend auf alle unangenehmen Emotionen und körperlichen Empfindungen achten, die in Ihnen aufsteigen, und dabei gleichzeitig erkennen, dass diese Gefühle keine reflexartige Reaktion erfordern. Angenommen, Sie geraten in gereizte Stimmung, Ihre Atmung verändert sich, Sie können sich nicht mehr richtig konzentrieren oder werden plötzlich müde. Statt diese Gefühle zu verdrängen, könnten Sie einfach neugierig darauf werden. Vielleicht wird Ihnen dabei klar, dass diese Gefühle mit Ihrer Vergangenheit zusammenhängen. Vielleicht vermittelt Ihr Körper Ihnen die Einsicht, dass Sie etwas an Ihrer jetzigen Lebenssituation ändern müssen. Statt impulsiv zu reagieren, können Sie jetzt auf positive Bewältigungsstrategien zurückgreifen und sich für sinnvolle Verhaltensweisen entscheiden, also zum Beispiel eine Grenze setzen, für sich selbst eintreten oder eine ungesunde Beziehung beenden.

Wenn Ihr vegetatives Nervensystem aus dem Gleichgewicht geraten ist, wirkt sich das auch auf Ihre physische Gesundheit aus. Wenn Sie sich längere Zeit außerhalb Ihres Toleranzfensters bewegen, haben Sie ein erhöhtes Risiko für Schlafstörungen, Herz-Kreislauf-Erkrankungen und Probleme mit der Verdauung oder dem Immunsystem. Doch andererseits können Sie mithilfe der Weisheit Ihres Körpers auch Ihren Heilungsprozess unterstützen. Wenn Sie als Kind beispielsweise nicht in der Lage waren, sich in gefährlichen Situationen zu schützen, können Sie jetzt allmählich und bewusst lernen, diese Energie, die sich damals in Ihnen angestaut hat, abzureagieren. Bewegungen können Ihnen bei der Auflösung traumatischer Situationen helfen, die vielleicht jahrelang in Ihrem Körper festsaßen. So können Sie gleichzeitig auch etwas für Ihre Gesundheit tun.

Start in den Selbstheilungsprozess

Nehmen Sie sich nun wieder ein bisschen Zeit, um die Beschreibungen der Kampf-, Flucht-, Erstarrungs-, Ohnmachts- und Unterwerfungsreaktion in diesem Kapitel noch einmal durchzulesen. Gibt es da etwas, was Sie an Ihre eigenen emotionalen Reaktionsmuster erinnert? Dieser Selbsterfahrungsprozess wird Ihnen bei der Arbeit mit den Bewältigungsstrategien in diesem Kapitel sehr weiterhelfen. Außerdem werden wir auf einige häufige Symptome emotionaler Dysregulation eingehen, wie Bonnie und Carl sie erlebt haben. Die erste Bewältigungsstrategie soll Ihnen beim Aufbau einer größeren Stresstoleranz helfen. Die zweite Strategie kommt aus der Körpertherapie und zeigt Ihnen, wie Sie die heilende Kraft Ihres Körpers nutzen können. Aber denken Sie daran, dass ein Traumaheilungsprozess Geduld erfordert: Versuchen Sie, ganz langsam und allmählich wieder mit Ihren Emotionen und körperlichen Empfindungen in Kontakt zu kommen – so langsam, dass Sie sich dadurch nicht überfordert fühlen. So können Sie Ihre Toleranzgrenze gegenüber unangenehmen Gefühlen mit der Zeit immer mehr erweitern; aber das ist noch lange nicht alles: Diese erweiterte Stresstoleranz kann Ihnen auch den Weg für viele positive Veränderungen – zum Beispiel mehr Selbstmitgefühl und bessere Beziehungen zu anderen Menschen – bahnen. Zu dieser positiven Entwicklung kann übrigens auch die Arbeit mit Embodiment-Strategien beitragen, bei denen Sie mit Ihren körperlichen Empfindungen in Kontakt treten.

BONNIE

»Ich muss wirklich aufpassen, dass ich nicht zusammenklappe«

»Ich habe mit 12 Jahren angefangen, zu trinken und Drogen zu nehmen, um mit meinem seelischen Schmerz fertigzuwerden, weil meine Eltern nie da waren. Ich fühlte mich so allein. Ich hatte keine Freunde in der Schule; sogar meine Schwestern ließen mich links liegen und sprachen kaum mit mir. Erst mit über 30 wurde ich trocken; aber ich leide trotzdem immer noch unter diesem Trauma aus meiner Vergangenheit. Es gibt so viele Emotionen, die ich zurückhalte wie hinter einer Mauer. Ich muss wirklich aufpassen, dass ich nicht zusammenklappe.«

Bonnie hatte Angst davor, zusammenzubrechen, wenn sie ihre Emotionen zuließ. Und obwohl sie jetzt keinen Alkohol mehr trinkt, leidet sie immer noch unter ihrem seelischen Schmerz. Inzwischen führt sie ein eigenes Geschäft und ist die meiste Zeit damit beschäftigt, neue Projekte zu planen und zu organisieren. Sie verdrängt ihr Gefühl der Scham und Traurigkeit, indem sie ständig irgendetwas erledigt. Obwohl sie beruflich erfolgreich ist, verbringt sie oft Stunden damit, sich Gedanken über ihre Zukunft zu machen.

In der Therapie beschrieb Bonnie, dass sie sich entweder von ihren Gefühlen abgeschnitten fühlte oder ihr emotionaler und körperlicher Schmerz sie innerlich auffraß. Dieser »Alles-oder-nichts«-Zustand war jedoch kontraproduktiv. Jetzt wollte sie lernen, anders mit ihrer Vergangenheit umzugehen. Durch die dialektische Verhaltenstherapie konnte sie eine größere Stresstoleranz aufbauen. Da sie ihre Gefühle oft nicht spürte, musste Bonnie sich darin üben, ihre Emotionen und körperlichen

Empfindungen allmählich immer besser und achtsamer wahrzunehmen. Dadurch wurde ihr schließlich klar, dass sie stark genug war, um den seelischen Schmerz aus ihrer Kindheit zu verarbeiten.

Bewältigungsstrategie:

Erhöhen Sie Ihre Stresstoleranz

Ein wichtiges Ziel Ihrer Therapie besteht darin, dass Sie lernen, mit schmerzhaften Emotionen umzugehen. Sie müssen schwierige Gefühle aushalten können, denn wir können den Problemen des Menschseins nun einmal nicht immer ausweichen. Unangenehme Emotionen oder körperliche Empfindungen gehen oft mit immer gleichen Gedanken einher, zum Beispiel: »Warum geht dieser Schmerz nicht weg!« oder »Ich halte das nicht mehr aus«. Diese Gedanken können zu selbstschädigendem Verhalten, explosiven Gefühlsausbrüchen oder einem Drang zum Substanzmissbrauch führen.

Stresstoleranz ist eine Achtsamkeitsübung, die Sie als Meditation im Sitzen durchführen können. Stellen Sie einen Timer auf 5 Minuten, um zwischendurch nicht auf die Uhr schauen zu müssen. Dann suchen Sie sich eine bequeme Sitzposition (entweder auf einem Stuhl oder einem Kissen auf dem Boden) und fangen an, Ihre Emotionen und körperlichen Empfindungen zu beobachten. Wenn ein unangenehmes Gefühl in Ihnen aufsteigt, versuchen Sie einfach, neugierig zu bleiben. Widerstehen Sie dem Drang, diese Empfindung oder dieses Gefühl zu verdrängen. Vielleicht hilft Ihnen dabei der Gedanke, dass Emotionen etwas Vorübergehendes sind.

Versuchen Sie, Ihre Sinneswahrnehmung einfach nur zu beschreiben, statt sie zu bewerten. Achten Sie auf Ihre Körpertemperatur und auf verspannte Körperpartien. Wie fühlt sich Ihr Atem oder dieses Buch in Ihren Händen an? Beobachten Sie, was passiert, wenn Sie noch ein bisschen länger bei Ihren Emotionen bleiben. Fallen Ihnen subtile Veränderungen auf, wenn Sie weiterhin bewusst atmen und Ihre Empfindungen beobachten? Vielleicht stellen Sie dabei fest, dass Ihr Kummer durch dieses achtsame, reflektierende Gewahrsein allmählich nachlässt. Oder Sie merken, dass Sie sich den Emotionen, die diesen körperlichen Empfindungen zugrunde liegen, bewusster zuwenden und sie dadurch auflösen können.

CARL

»Manchmal verliere ich völlig die Beherrschung«

»Ich habe gerade ziemliche Probleme mit meinem 3-jährigen Sohn. Ich weiß, er ist noch klein, und sein Verhalten ist völlig normal. Aber ich kann es einfach nicht ertragen, wenn er nicht das tut, was ich will. Zum Beispiel, wenn wir wegfahren müssen und er sich weigert, ins Auto zu steigen, oder wenn es Zeit zum Zubettgehen ist und er einfach nicht einschläft. Wenn er weint, verliere ich völlig die Beherrschung. Dann fange ich an zu zittern und würde am liebsten nur noch laut schreien.«

Carls emotionale Dysregulationsprobleme traten immer dann auf, wenn sein Sohn nicht das tat, was er von ihm wollte. Zum Glück war ihm dieses Verhaltensmuster bewusst und er suchte sich rechtzeitig Hilfe, bevor es zu einem Problem für seinen Sohn werden konnte. Gemeinsam gingen wir Carls Gefühl nach, »die

Beherrschung zu verlieren«. Als er seine emotionale Reaktion in einer inneren Haltung der Neugier beobachtete, erinnerte er sich daran, was früher in seiner Kindheit passiert war, wenn er sich über irgendetwas aufregte: Dann wurde seine Mutter wütend, statt ihn zu beruhigen oder liebevoll auf ihn einzugehen. Dadurch hat Carl verinnerlicht, dass seine Emotionen für andere Menschen »zu viel« sind.

Wenn Carl zittert und das Gefühl hat, laut schreien zu müssen, ist das ein Zeichen dafür, dass er sich in einem starken Erregungszustand und außerhalb seines Toleranzfensters befindet. Diese körperlichen Empfindungen hängen unmittelbar mit den Emotionen aus seiner eigenen Kindheit und seiner Bindungsverletzung zusammen. Und was noch wichtiger ist: Gerade diese Gefühle halfen Carl, sein Trauma zu bewältigen und seine Vergangenheit hinter sich zu lassen. Dadurch, dass er auf seinen Körper achtete, wurde ihm klar, dass sein Drang zu schreien mehr mit seiner unterdrückten Wut auf seine Mutter zu tun hatte als mit seiner jetzigen Situation. Durch diese Erkenntnis ließ sein Drang, seinen Sohn anzuschreien, mit der Zeit nach: Mit Unterstützung seines Körpers konnte er zu einem liebevollen Vater für seinen Sohn werden. Immer wenn in schwierigen Situationen mit seinem Sohn heftige Emotionen in ihm aufstiegen, atmete er einfach tief durch und konzentrierte sich auf seine Füße und Beine. So gelang es ihm, innerlich präsent zu bleiben und nicht wieder die Beherrschung zu verlieren.

Bewältigungsstrategie:

Lassen Sie sich von Ihrem Körper helfen!

Die Körperpsychotherapie empfiehlt, genau darauf zu achten, wie Ihr Körper auf auslösende Ereignisse reagiert. Statt sich in Kampf-oder-Flucht-Reaktionen auf hohem Erregungsniveau festgefahren zu fühlen, können Sie mit Bewegungen experimentieren, die Ihnen helfen, sich von unnötigen Spannungen zu befreien. Dadurch bleiben Sie innerlich präsent und fühlen sich Ihren Emotionen nicht mehr so stark ausgeliefert. Und bei einer »Erstarrungs- oder Ohnmachts«-Reaktion können Sie sich auf Ihre Sinneswahrnehmungen konzentrieren und bewusst atmen, um einen verkörperten Zustand entspannter Wachheit zu erleben. In der unten stehenden Liste finden Sie verschiedene Anregungen dazu, wie Sie in Situationen, in denen Sie sich von Ihren Emotionen überwältigt oder abgeschnitten fühlen, von Ihrem Körper helfen lassen können. Führen Sie jede dieser befreienden Bewegungen achtsam und langsam durch. Wiederholen Sie jede Bewegung zwei- bis dreimal und machen Sie dann eine kurze Pause, um den subtilen Veränderungen in Ihrem körperlichen und geistigen Befinden nachzuspüren.

- Stellen Sie sich vor eine Wand und drücken Sie mit den Armen fest dagegen. Tun Sie das mehrmals und lassen Sie die Arme dabei zwischendurch immer wieder locker. Stellen Sie sich dabei vor, dass Sie eine Grenze setzen und alles von sich wegschieben, was Sie nicht wollen oder was früher einmal eine Gefahrenquelle für Sie dargestellt hat.
- Drücken Sie im Sitzen oder Stehen Ihre Füße in den Boden, spannen Sie die großen Muskeln Ihrer Beine an und entspannen Sie

sie dann wieder. Halten Sie die Stellung in dem Wissen, dass niemand Sie umstoßen kann.

- Stehen Sie auf und gehen Sie langsam und achtsam auf der Stelle. Stellen Sie sich dabei vor, irgendeine Situation zu verlassen, die Ihnen nicht guttut.
- Strecken Sie die Arme aus, als ob Sie nach etwas greifen würden, das Ihnen wichtig ist. Achten Sie darauf, wie es sich anfühlt, nach Dingen zu greifen, die Sie haben möchten.
- Nun stellen Sie sich vor, das Gewünschte in den Händen zu halten, und ziehen die Arme wieder in Richtung Brustkorb. Wie fühlt es sich an, etwas zu empfangen?
- Immer wenn Emotionen in Ihnen aufsteigen, nehmen Sie die damit einhergehenden Empfindungen in Ihrem Körper wahr. Achten Sie darauf, wie es sich anfühlt, wenn Sie Ihre Hände auf die Körperpartie legen, in der Sie diese Empfindungen verspüren, leichten Druck darauf ausüben und tief einatmen.
- Wenn Sie sich hinsetzen, spüren Sie Ihre Verbindung mit dem Stuhl oder der Couch und ruhen Sie darin. Verspüren Sie dabei den Drang, in sich zusammenzusacken? Falls ja, versuchen Sie, Ihre Muskeln genau im richtigen Spannungszustand zu halten, um sich wach und doch gleichzeitig entspannt zu fühlen.

Wie geht es mir?

In diesem Kapitel ging es um das Thema der emotionalen Dysregulation. Nun sollen Sie wieder kurz innehalten und nachdenken. Hat irgendetwas in diesem Kapitel Ihr Trauma reaktiviert oder Sie getriggert? Falls ja, halten Sie sich vor Augen, dass Ihnen die Bewältigungsstrategien in diesem Buch durch wiederholtes Üben mit der Zeit immer leichter fallen werden. Falls Sie sich trotzdem immer noch von Ihren Gefühlen überwältigt oder abgeschnitten fühlen, denken Sie daran, dass kein Buch einen gut ausgebildeten Therapeuten ersetzen kann, der sich in der Behandlung von Traumata auskennt. Ihre Symptome könnten ein Zeichen dafür sein, dass Sie mehr Unterstützung brauchen. Außerdem kann die nächste Bewältigungsstrategie Ihnen helfen, zu einem ruhigen, verbundenen und zentrierten Teil Ihrer selbst zu finden, während Sie weiter an der Heilung Ihres Traumas arbeiten.

Bewältigungsstrategie:

Gewinnen Sie Zugang zu Ihrer inneren Weisheit

Können Sie sich noch an eine Zeit erinnern, als Sie bei Entscheidungen zu sehr auf Ihre Gefühle gehört haben? Vielleicht waren Sie damals oft schlecht gelaunt oder impulsiv oder Ihr Innenleben fühlte sich chaotisch an. Und erinnern Sie sich auch noch an eine Phase in Ihrem Leben, in der Sie sich bei Entscheidungsprozessen zu stark auf Ihr Denken verließen? Dann haben Sie vielleicht im Nachhinein an der Richtigkeit Ihrer Entscheidung gezweifelt oder gar versucht, sich Ihre wahren Gefühle auszureden. Womöglich fällt Ihnen auch eine Situation ein, in der Sie sowohl klar und rational gedacht als auch auf Ihre Intuition gehört haben. Der Zugang zu Ihrer inneren Weisheit ist eine Art Mittelweg – eine ausgewogene Vorgehensweise, die sowohl Ihre Gefühle als auch Ihre logischen Überlegungen berücksichtigt.

In dem Psychotherapiemodell Internal Family Systems bezeichnet man diese innere Weisheit als das »Selbst« – den ruhigen, zuversichtlichen, mitfühlenden Kern Ihrer Persönlichkeit. Die dialektische

Verhaltenstherapie (DVT) nennt sie Ihren »weisen Verstand« – jene leise innere Stimme, die ganz einfach weiß, was richtig oder wahr ist. Beide Therapieverfahren helfen Ihnen, dass Sie sich durch Achtsamkeitsstrategien auf Ihre innere Weisheit einstimmen.
Wenn Sie sich Zugang zu Ihrer inneren Weisheit verschaffen, treten Sie dabei gleichzeitig auch mit Ihrem verkörperten Wissen in Kontakt. Halten Sie beim Lesen dieser Worte einmal kurz inne und nehmen Sie wahr, wie Ihre Intuition durch Ihre Sinne mit Ihnen kommuniziert. Denken Sie über ein Problem nach, mit dem Sie in Ihrem Leben zurzeit konfrontiert sind, und achten Sie dabei auf die subtilen Veränderungen in Ihrem Bauch, Brustkorb oder Hals. Fallen Ihnen subtile Veränderungen an Ihrer Atmung auf? Statt einfach über diese Signale hinwegzugehen, fragen Sie sich: »Was will mir mein Körper damit sagen?« Experimentieren Sie weiter mit dieser Übung. Vielleicht finden Sie mit der Zeit heraus, wie Ihr Körper, Ihr Geist und Ihre Emotionen zusammenarbeiten, um Ihnen Zugang zu Ihrer inneren Weisheit zu verschaffen.

6

UMGANG MIT DISSOZIATIVEN SYMPTOMEN

»Ich habe keine Angst mehr vor meiner Vergangenheit«

Dissoziative Symptome können dazu führen, dass Sie sich desorientiert oder von sich selbst und Ihren Mitmenschen abgeschnitten fühlen. Dissoziation ist ein erlerntes Verhalten, mit dessen Hilfe Sie als Kind den Stress Ihres Dauertraumas überleben und bewältigen konnten. Vielleicht verdrängen Sie Ihren Schmerz auch heute noch auf diese Weise. Doch wenn es Ihnen nicht gelingt, Ihre dissoziativen Symptome zu überwinden, können diese Sie so stark beeinträchtigen, dass es Ihnen schwerfällt, ein sinnvolles, erfülltes Leben zu führen. Mithilfe der Übungen und Informationen in diesem Kapitel können Sie ein stärkeres Sicherheitsgefühl entwickeln. Dann wird es Ihnen leichter fallen, sich mit dem seelischen Schmerz aus Ihrer Vergangenheit auseinanderzusetzen und ihn zu überwinden. Mit der Zeit werden Sie dann auch nicht mehr das Gefühl haben, die Realität Ihrer traumatischen Lebensereignisse leugnen oder verdrängen zu müssen.

LENA

»Wenn ich nicht darüber redete, konnte ich so tun, als wäre das alles gar nicht passiert«

»Ich war 12 Jahre alt, als mich mein Onkel zum ersten Mal sexuell belästigte. Ich weiß noch, wie ich dabei aus dem Fenster schaute. Danach hatte ich so ein schlechtes Gewissen, als wäre das alles meine Schuld, und erzählte meinen Eltern nichts davon. In den nächsten Jahren wiederholte sich dieser Missbrauch immer wieder. Ich war total durcheinander: Einerseits mochte ich meinen Onkel, andererseits wusste ich aber auch, dass das, was er mit mir tat, nicht richtig war. Doch ich dachte: Wenn ich nicht darüber rede, kann ich so tun, als wäre das alles gar nicht passiert. Jetzt, mit über 50, ist mir klar, wie weh es mir in all diesen Jahren getan hat, nicht über mein Erlebnis zu sprechen. Jetzt bin ich endlich bereit, mein Trauma zu überwinden.«

Lena hatte in den Nachrichten von Frauen und Männern gehört oder gelesen, die sich outeten und über frühere sexuelle Missbrauchserfahrungen sprachen. Dadurch fand sie den Mut, sich in Therapie zu begeben und zum ersten Mal in ihrem Leben ihre Geschichte zu erzählen. Ein Teil von ihr war inzwischen bereit, dieses Trauma zu überwinden; doch es gab auch einen Persönlichkeitsanteil, der ihre Kindheitserlebnisse am liebsten immer noch verleugnet hätte.

In der Therapie wurde Lena klar, durch welche Symptome sich die Dissoziation in ihrem Leben äußerte: Sie schnitt sie von ihren Gefühlen und ihrem Körper ab. Manchmal ertappte sie sich dabei, wie sie ausdruckslos ins Leere starrte, und stellte dann beim Blick auf die Uhr fest, dass inzwischen 10 oder 15 Minuten vergangen waren. Mithilfe von Achtsamkeitsübungen begann Lena, ihren Körper bewusster wahrzunehmen. Anfangs war das ein schmerzhafter Prozess. An manchen Tagen hatte sie immer noch das Gefühl, dass es einfacher wäre, gar nichts zu empfinden. Doch mit der Zeit konnte sie ihre unangenehmen Gefühle und Erinnerungen immer besser aushalten; und sie stellte auch fest, dass es Vorteile hatte, mit sich selbst in Verbindung zu bleiben: Dadurch fühlte sie sich gestärkt und konnte auf ihre Intuition hören.

Inzwischen ist Lena innerlich bereit, über ihre Vergangenheit zu sprechen. Als wir uns etwas genauer mit ihrer Vergangenheit beschäftigten, erfuhr ich, dass ihre Eltern früher selten zu Hause gewesen waren – sie waren oft unterwegs und tranken. Lena bewältigte diese Situation, so gut sie eben konnte: Durch Dissoziation konnte sie ihre Verwirrung, Angst und Wut, ihre Scham und ihren Ekel verdrängen. In der Therapie begann sie, die mit dem Missbrauch einhergehenden Emotionen zu verarbeiten, und schließlich wühlten sie diese Erinnerungen nicht mehr so sehr auf. »Ich habe keine Angst mehr vor meiner Vergangenheit«, erklärte sie mir und beschrieb ein Gefühl innerer Stärke. Nach ihrer Therapie begann Lena, für eine Organisation zu arbeiten, in der sie sich für andere Menschen einsetzen konnte, die in ihrer Kindheit sexuellen Missbrauch erlitten hatten.

Was sind dissoziative Symptome?

Viele Menschen halten Dissoziation fälschlicherweise für ein seltenes Phänomen, das nur nach schwersten traumatischen Ereignissen auftritt. Vielleicht denken Sie bei dem Wort »Dissoziation« an multiple Persönlichkeiten oder Gedächtnislücken. Die meisten Menschen wissen nicht, dass Dissoziation ein Kontinuum darstellt und dass es viele dissoziative Symptome gibt, die ziemlich häufig vorkommen.

Zum Beispiel kann Dissoziation dazu führen, dass Sie sich wie »benebelt« fühlen, müde, zerstreut oder vergesslich sind. Oder Sie fühlen sich – wie Lena – von Ihrem Körper abgeschnitten und »verkopft«. Manchmal kann die Dissoziation auch dazu führen, dass Sie sich fühlen, als wären Sie wieder ein Kind. Dann fühlen Sie sich vielleicht sehr jung, kommen sich klein oder verloren vor. Vielleicht haben Sie auch das Gefühl, dass Ihre Gedanken oder Handlungen gar nicht Ihre eigenen sind. Oder – je nach Schweregrad der Symptome – empfinden Sie Ihre Welt als surreal oder finden sich plötzlich irgendwo wieder, ohne zu wissen, wie Sie dorthin gekommen sind. Doch was am allerwichtigsten ist: All diese dissoziativen Symptome haben Ihnen früher geholfen, Ihren ständigen Stress und die unabwendbaren Bedrohungen zu überleben, denen Sie ausgesetzt waren.

Wenn Sie sich über die Ursprünge Ihrer dissoziativen Symptome klar werden, können Sie mehr Mitgefühl für sich selbst aufbringen und dann werden auch Ihre Schamgefühle nachlassen. Aus physiologischer Sicht hängt die Dissoziation mit der Ohnmachtsreaktion zusammen, über die wir bereits in Kapitel 5 gesprochen haben: Zu einer solchen Reaktion kommt es, wenn das parasympathische Nervensystem aktiviert wird. Wenn man sich einer unausweichlichen Bedrohung ausgesetzt fühlt, ist man oft hilflos und verzweifelt und hat das Gefühl, sich nicht mehr bewegen zu können.

Die Ohnmachtsreaktion kann aber auch dazu führen, dass Sie sich träge, schläfrig und wie »weggetreten« fühlen, weil Ihr Organismus dann körpereigene Opioide ausschüttet, die eine betäubende Wirkung haben. Manchen Menschen wird im Zustand der Dissoziation auch übel oder schwindelig, ihr Blutdruck sinkt und sie können nicht mehr klar sprechen oder sehen. Dabei fallen Herzfrequenz und Blutdruck manchmal sehr rasch ab, was zu einer tatsächlichen Ohnmacht oder zu psychogenen (nichtepileptischen) Anfällen – sogenannten vasovagalen Synkopen – führen kann. Zusätzlich zu diesen körperlichen Beschwerden sind

Menschen mit K-PTBS aufgrund ihrer Dissoziation auch oft anfällig für verschiedenste chronische Schmerzen.

Dissoziation und Gedächtnis

Dissoziation kann auch dazu führen, dass Sie sich nicht mehr genau an Ihre traumatischen Erlebnisse erinnern. Das liegt daran, dass das Gehirn in extremen Bedrohungssituationen – zum Beispiel bei körperlicher Misshandlung oder sexuellem Missbrauch – in den Überlebensmodus umschaltet. Das Langzeitgedächtnis und Erinnerungen an die zeitliche Abfolge von Ereignissen werden im präfrontalen Kortex und Hippocampus gebildet. In der Amygdala dagegen werden die sensorischen und emotionalen Details Ihrer Erinnerungen abgespeichert. Während eines traumatischen Ereignisses schüttet der Körper vermehrt Adrenalin aus. Dadurch erhöht sich der Blutfluss zur Amygdala, wodurch starke Erinnerungen an sensorische Fragmente (zum Beispiel Gerüche, Geräusche oder körperliche Empfindungen) entstehen. Gleichzeitig wird die Durchblutung der Hirnareale gedrosselt, die für Sprache, Sprechen, Lernen und das Langzeitgedächtnis für Fakten zuständig sind. Daher können Sie sich später zwar noch an bestimmte sensorische Details erinnern (zum Beispiel daran, wie Sie sich bei einem bestimmten Erlebnis gefühlt haben), aber nicht mehr an den genauen Ablauf oder die chronologische Reihenfolge der Ereignisse; und es fällt Ihnen vielleicht auch schwer, zusammenhängend über Ihre Erlebnisse zu berichten.

Wenn man bereits bei der Geburt oder im frühen Kindesalter traumatisiert wird, können sich diese Erinnerungen stark in Körper und Nervensystem einprägen. Experten bezeichnen Erinnerungen aus den ersten drei Lebensjahren als »präverbale« Erinnerungen, weil sie vor der Entwicklung der Sprach- und Sprechfähigkeit des Kindes entstanden sind. Solche Erinnerungen werden normalerweise in Form von motorischen Mustern und Empfindungen gespeichert. (Man bezeichnet sie auch als »Körpererinnerungen«.) Präverbale Erinnerungen enthalten die gefühlten Erfahrungen der Bindungsbeziehungen eines Kindes – zur Mutter, zum Vater oder zu anderen Bezugspersonen. Wenn Sie bereits in früher Kindheit ein Trauma erlitten haben, erleben Sie vielleicht sehr starke Emotionen, körperliche Empfindungen oder dissoziative Symptome, ohne zu wissen, warum.

Dissoziation als Abwehrmechanismus

Auch wenn die traumatischen Kindheitsereignisse bereits viele Jahre zurückliegen, bleiben dissoziative Symptome oft bis ins Erwachsenenalter hinein bestehen. Aus psychologischer Sicht ist Dissoziation ein Abwehrmechanismus, der Ihnen hilft, das traumatische Erlebnis aus Ihrem Bewusstsein zu verdrängen. Dissoziation geht oft auch mit anderen Vermeidungsreaktionen einher (die wir bereits in Kapitel 2 besprochen haben), zum Beispiel übermäßigem Arbeiten, emotionalem Essen oder Substanzmissbrauch. Vielleicht erleben Sie die Dissoziation als Kluft zwischen demjenigen Teil Ihrer selbst, der die Anforderungen Ihres Lebens erfüllen kann, und dem Persönlichkeitsanteil, der immer noch den Schmerz aus der Vergangenheit mit sich herumträgt. Daher geht es Ihnen vielleicht »gut«, wenn Sie bei der Arbeit sind, sich um Ihre Kinder kümmern oder Lebensmittel einkaufen. Aber sobald Sie nach Hause kommen und ganz allein sind, fühlen Sie sich möglicherweise wie ein jüngerer Teil Ihrer selbst. In solchen Augenblicken kommt es Ihnen vielleicht so vor, als würde das traumatische Ereignis immer noch stattfinden, obwohl es schon viele Jahre zurückliegt. Manchmal kommt es auch zu komplexeren dissoziativen Aufspaltungen in mehrere Teilpersönlichkeiten oder alternative Identitäten, bei denen sich das Traumaopfer nicht mehr daran erinnern kann, wie es an einen bestimmten Ort gekommen ist oder was es dort getan hat.

Dissoziative Symptome entstehen oft deshalb, weil es dem Traumaopfer unmöglich erscheint, die emotionalen Auswirkungen früherer traumatischer Ereignisse in ihrer ganzen Tragweite zu erkennen oder zu akzeptieren. Wie bereits in Kapitel 1 erwähnt, empfehlen Traumaexperten, die Bewältigung von einer K-PTBS etappenweise anzugehen. Auf der ersten Stufe geht es darum, einen Zustand der Sicherheit und Stabilisation herzustellen. In dieser Phase sollten Sie versuchen, sich Ihre dissoziativen Symptome auf mitfühlende Art und Weise bewusst zu machen. In der zweiten Phase findet die Konfrontation mit Ihren traumatischen Erinnerungen und deren Verarbeitung statt. Doch wenn Sie unter dissoziativen Symptomen leiden, sind Sie innerlich vielleicht noch nicht bereit für eine Auflösung und Integration Ihres Traumas. Dann können Sie sich so lange auf die Sicherheits- und Stabilisierungsphase konzentrieren, wie es notwendig ist.

Es ist wichtig, sich vor Augen zu halten, dass Sie von Ihrer K-PTBS geheilt werden können, auch wenn Sie sich gar nicht mehr genau an Ihre traumatische Vergangenheit erinnern. In solchen Fällen kann eine Körperpsychotherapie weiterhelfen, bei der man sein Augenmerk nicht auf die Details des Erlebten, sondern auf seine Gefühle und körperlichen Empfindungen richtet: Das Ziel dieser Therapie besteht darin, zu erkennen, dass die traumatischen Ereignisse aus Ihrer Vergangenheit jetzt vorüber sind, sodass Sie sich auf Ihre Ziele und Hoffnungen für die Zukunft konzentrieren können.

Start in den Selbstheilungsprozess

Alle in diesem Buch beschriebenen Bewältigungsstrategien können Ihnen in irgendeiner Form helfen, die dissoziativen Symptome Ihrer K-PTBS zu überwinden, zum Beispiel die Übungen Achtsam im Hier und Jetzt sein (Kapitel 2), Visualisierung eines Friedensorts (Kapitel 2), Entspannungsatmung (Kapitel 3), Geben Sie Ihren Gefühlen nach! (Kapitel 4) und Erhöhung Ihrer Stresstoleranz (Kapitel 5). All diese Strategien gehören zur ersten Stufe des Heilungsprozesses, bei der es darum geht, einen Zustand der Sicherheit und Stabilität herzustellen. Ich empfehle Ihnen, diese Bewältigungsstrategien auch weiterhin so oft zu praktizieren, wie Sie sie brauchen.

Die nächsten beiden Übungen gehören bereits zur zweiten Stufe, in der es um die Heilung von Trauma und Dissoziation geht. In der ersten Übung werden Sie lernen, Ihre dissoziativen Symptome besser wahrzunehmen. Die zweite hilft Ihnen, traumatische Erinnerungen angstfrei und in einem für Sie angemessenen Tempo zu verarbeiten. Achten Sie darauf, wie Sie sich fühlen, wenn Sie an späterer Stelle in diesem Kapitel Matt und Julie kennenlernen und erfahren, welche Strategien diesen beiden Menschen bei der Bewältigung ihres Traumas geholfen haben. Aber denken Sie daran, dass ein Buch niemals ein Ersatz für einen qualifizierten Therapeuten sein kann, der sich in der Behandlung von Traumata auskennt, Mitgefühl und Verständnis für Ihre dissoziativen Symptome aufbringt und gemeinsam mit Ihnen an ihrer Bewältigung arbeiten kann! Es ist ein Zeichen von seelischer Gesundheit, sich Hilfe zu suchen, wenn man sie braucht.

MATT

»Ich rannte aus dem Kino, kann mich aber nicht mehr genau daran erinnern«

»Es war Freitag Abend und ich ging mit Freunden ins Kino. Eigentlich hatte ich mich auf einen lustigen Abend gefreut, denn ich wusste nicht, dass der Film mich so aufregen würde – zum Beispiel die eine Szene, in der sich jemand das Leben nahm. Ich glaube, ich bin aus dem Kino raus- und auf den Parkplatz gerannt, kann mich aber nicht mehr genau daran erinnern. Ein paar meiner Freunde kamen

ebenfalls raus, um nach mir zu suchen, und erzählten mir, was ich getan hatte. Ich verstehe immer noch nicht, was da eigentlich passiert ist.«

Matt war Anfang 20 und noch nie in Therapie gewesen. Sein Verhalten in dem Kino flößte ihm Angst ein, und nachdem er mit seiner Mutter darüber gesprochen hatte, riet sie ihm, sich Hilfe zu suchen. Als wir uns über Matts Vorgeschichte unterhielten, erfuhr ich, dass bei seinem Vater eine Depression diagnostiziert worden war und er sich das Leben genommen hatte, als Matt 3 Jahre alt war. Er erinnerte sich zwar nicht mehr an das Ereignis selbst, war beim Tod seines Vaters aber zu Hause gewesen. Matt hatte durch diesen Selbstmord nicht nur seinen Vater verloren – auch seine Mutter war danach jahrelang völlig am Boden zerstört gewesen.

Nachdem wir über Matts Kindheit gesprochen hatten, machte seine Reaktion auf den Film uns beide neugierig. Ich forderte ihn auf, sich vorzustellen, wie er sich als kleiner Junge zum Zeitpunkt des Todes seines Vaters wohl gefühlt haben mochte. Zuerst konnte Matt gar nichts empfinden; doch als er dann auf seinen Körper zu achten begann, fiel ihm auf, dass er den Atem anhielt. Da wurde ihm klar, dass sein inneres Taubheitsgefühl und das Anhalten des Atems Abwehrmechanismen gegen seine Emotionen waren. In den nächsten Wochen kamen ihm auch noch andere Mechanismen zu Bewusstsein, durch die er sich von seinen Gefühlen abkoppelte. Mit der Zeit konnte er sich vorstellen, wie ängstlich und einsam er sich damals als kleiner Junge wohl gefühlt hatte. Schließlich gelang es Matt, mit seinem Körper und seinen Emotionen in Kontakt zu bleiben, während er über den Tod seines Vaters sprach. Damit hat er einen wichtigen Teil seiner selbst integriert.

Bewältigungsstrategie:

Dissoziative Symptome wahrnehmen

Um Ihr Trauma bewältigen zu können, müssen Sie eine höhere Sensibilität für Ihre dissoziativen Symptome entwickeln. Denken Sie daran: Dissoziative Symptome stellen ein Kontinuum dar, das von »relativ leicht« bis »sehr belastend« reicht. Lesen Sie sich nun bitte ohne jedes Werturteil die unten stehende Liste durch und überlegen Sie, ob Ihnen eines der dort aufgeführten Verhaltensmuster bekannt vorkommt. Sie können Ihre Symptome auch in einem Tagebuch beschreiben. Es ist sehr wichtig, die Frühwarnsignale einer Dissoziation zu kennen und sie rechtzeitig wahrzunehmen, damit Sie gegensteuern können, bevor sich Ihre Symptome verschlimmern. Sie können dann zum Beispiel mehr für sich selbst tun oder Strategien aus diesem Buch anwenden, die Ihnen helfen, sich sicher und geerdet zu fühlen. Falls Sie sich in Therapie befinden, sollten Sie diese Symptome auch mit Ihrem Therapeuten besprechen, um gemeinsam an ihrer Überwindung arbeiten zu können.

- Manchmal ertappe ich mich dabei, dass ich ins Leere starre oder vor mich hinträume.
- Es fällt mir schwer, mich zu konzentrieren.
- Manchmal werde ich plötzlich grundlos müde.
- Ich verhalte mich in verschiedenen Situationen oder in Gesellschaft verschiedener Menschen sehr unterschiedlich.
- Manchmal weiß ich gar nicht genau, wer ich eigentlich bin.
- Manchmal fühle, handle oder rede ich wie ein viel jüngerer Mensch.

- Es fällt mir schwer, mich an meine Kindheit zu erinnern – auch an die Zeit nach meinem fünften Geburtstag.
- Ich habe das Gefühl, die Welt wie durch einen Nebel zu sehen.
- Ich fühle mich wie betäubt oder von meinem Körper und meinen Emotionen abgeschnitten.
- Manchmal wird mir plötzlich übel oder schwindelig.
- Manchmal fühlt sich die Welt für mich fremd oder surreal an.
- Manchmal fühle ich mich wie gelähmt und habe das Gefühl, mich nicht bewegen zu können.
- Manchmal befinde ich mich plötzlich irgendwo, ohne zu wissen, wie ich dort hingekommen bin.
- Oder ich entdecke Dinge, die ich mir gekauft habe, kann mich aber nicht mehr daran erinnern, sie angeschafft zu haben.
- Ich leide ohne bekannten medizinischen Grund unter Krampfanfällen oder Schmerzen.

JULIE

»Manchmal werde ich plötzlich müde, und alles um mich herum beginnt sich zu drehen«

»Ich weiß gar nicht, was mit mir los ist. Eigentlich führe ich ein schönes Leben. Ich mag meine Arbeit und genieße es, nach Hause zu kommen und mich mit meinem Hund zu beschäftigen. Eigentlich sollte ich dankbar für alles sein, was ich habe. Aber manchmal werde ich plötzlich müde, und alles um mich herum beginnt sich zu drehen. Mein Arzt sagt, dass er keine medizinische Ursache für diese Schwindelanfälle feststellen kann. Er hat mir vorgeschlagen, zu

einem Psychotherapeuten zu gehen. Irgendwie verstehe ich das alles nicht.«

Julie empfand ihre körperlichen Symptome als beunruhigend und verwirrend. Anfangs war sie nicht überzeugt davon, dass ihr eine Therapie etwas bringen würde. Doch dann begannen wir, ihre Kindheitsgeschichte auf mögliche Ursachen für ihre geistigen und körperlichen Beschwerden hin zu untersuchen, und bald darauf ging es ihr besser.

Julie erzählte, ihre Kindheit sei geradezu »ideal« gewesen. Ihre Eltern waren in ihrer Heimatstadt sehr angesehen und sie war das älteste von vier Geschwistern. Alle Kinder waren gut angezogen, benahmen sich tadellos und gingen jeden Sonntag in die Kirche. Doch bis zu ihrer Therapie hatte Julie nie über das stressige Leben gesprochen, das sich hinter verschlossenen Türen in ihrem Elternhaus abgespielt hatte. Ihr Vater war sehr streng und ihre Mutter war mit der Aufgabe, einen ordentlichen Haushalt zu führen, häufig überfordert. Als ältestes Kind musste sich Julie oft um ihre jüngeren Geschwister kümmern. Daher wurde sie viel zu schnell erwachsen: Sie hatte nie Gelegenheit, zu spielen und sich auch ab und zu einmal schmutzig zu machen und traurig oder wütend zu sein. Julie empfand diesen Zwang, immer perfekt sein zu müssen, als erdrückend.

Wenn sie in unseren Sitzungen Schwindelanfälle bekam, müde wurde oder sich wie benebelt fühlte, achteten wir genau darauf, was sie dabei empfand. Mit der Zeit wurde ihr klar, dass diese Zustände mit Gefühlen wie Traurigkeit, Verletztsein und einer tiefen Sehnsucht nach Verbundenheit einhergingen. Als wir gemeinsam ihre Kindheit Revue passieren ließen, erinnerte sie sich an Situationen, in denen sie als kleines Mädchen ein starkes Bedürfnis nach Aufmerksamkeit von ihrer Mutter oder ihrem Vater verspürte, ihre Sehnsucht nach Verbundenheit aber stets unterdrücken musste. Sie wollte keinen Wirbel machen. Uns wurde klar, dass Julie ihre emotionalen Bedürfnisse viele Jahre lang unterdrückt und in ihrem Körper gespeichert hatte. Jetzt konnte sie endlich sie selbst sein.

Bewältigungsstrategie:

Duale Aufmerksamkeit

Duale Aufmerksamkeitsstrategien dienen in der EMDR-Therapie und der Körpertherapie als Werkzeug zur angstfreien Verarbeitung traumatischer Erinnerungen. Dabei geht es darum, auf Hinweise zu achten, an denen Sie erkennen können, dass Sie in Sicherheit sind, während Sie über eine belastende Erinnerung nachdenken. Wenn Sie zu dissoziativen Symptomen neigen, ist die duale Aufmerksamkeit für Sie eine sehr wichtige Strategie, denn sie kann heftige Gefühle beim Nachdenken über traumatische Erinnerungen eindämmen.

Dazu konzentriert man sich abwechselnd auf den jetzigen Augenblick und auf eine belastende Situation aus der Vergangenheit. Bevor Sie anfangen, sich mit den schlimmsten Verletzungen aus Ihrer Kindheit auseinanderzusetzen, sollten Sie Hilfe bei einem Therapeuten suchen. Aber Sie können jetzt gleich anfangen, die Strategie der dualen Aufmerksamkeit zu erlernen, indem Sie zunächst mit relativ harmlosen belastenden Ereignissen aus der jüngsten Vergangenheit üben. Gehen Sie diesen Prozess schrittweise an und machen Sie diese Übung immer nur 5 Minuten lang. Stellen Sie einen Timer ein, um dabei nicht auf die Uhr schauen zu müssen.

Suchen Sie sich zunächst einen Ort, an dem Sie sich gut und sicher fühlen. Schauen Sie sich in aller Ruhe in Ihrer Umgebung um und achten Sie auf Anzeichen, die Ihnen ein Gefühl der Ruhe und Entspannung vermitteln. Dann denken Sie an eine Stresssituation zurück, die Sie vor Kurzem erlebt haben. Achten Sie dabei auf Ihre Emotionen und physischen Empfindungen und auf Veränderungen in Ihrer Atmung oder Körperhaltung. Nach ein paar Sekunden schieben Sie Ihre Erinnerung an die Stresssituation beiseite und richten Ihr Augenmerk wieder auf Ihre Umgebung. Atmen Sie einmal tief durch. Falls diese Erinnerung Sie immer noch belasten sollte, lassen Sie dieses Gefühl los. Konzentrieren Sie sich so lange auf das Hier und Jetzt, bis Sie ganz entspannt und ruhig sind. Als Nächstes richten Sie Ihre Aufmerksamkeit abwechselnd auf die belastende Erinnerung und auf die Signale, die Ihnen zeigen, dass Sie in Sicherheit sind.

Hören Sie bei dieser Übung in Ihren Körper hinein. Gelingt es Ihnen, über eine belastende Situation nachzudenken und danach gleich wieder zu einem Gefühl innerer Ruhe und Entspanntheit zurückzufinden? Dieses Ziel erreicht man vielleicht nicht gleich beim ersten Üben, also machen Sie die Übung immer wieder und bleiben Sie dabei immer länger im Zustand der dualen Aufmerksamkeit! Achten Sie darauf, ob es Ihnen mit der Zeit leichter fällt, in Stresssituationen wieder zu einem Gefühl der Sicherheit zurückzufinden.

Selbst geringfügige Stressfaktoren können dissoziative Symptome oder übermäßig starke Emotionen auslösen. Wenn das der Fall ist, sollten Sie auf dieses Warnsignal hören, die Übung beenden und wieder zu der Bewältigungsstrategie »Sie haben die Wahl!« aus Kapitel 1 (siehe Seite 37) zurückkehren.

Wie geht es mir?

Dieses Kapitel wollte Ihnen ein Verständnis für die dissoziativen Symptome vermitteln, die bei einer K-PTBS auftreten können. Nehmen Sie sich nun wieder ein bisschen Zeit zum Nachdenken. Konnten Sie sich mit den Patientengeschichten identifizieren? Hat irgendetwas in diesem Kapitel bei Ihnen ein ungutes Gefühl hervorgerufen? Falls ja, können Sie jederzeit eine der Bewältigungsstrategien aus diesem Buch wiederholen. Oder vielleicht sollten Sie sich auch einen liebevollen Therapeuten suchen, der sich in der Behandlung von Traumata auskennt. Bei der nächsten Übung werden Sie sich mithilfe Ihres parasympathischen Nervensystems und Ihres Vagusnervs in einen Zustand der Ausgeglichenheit und inneren Ruhe versetzen.

Bewältigungsstrategie:
Nahrung für Ihr Nervensystem

Das soziale Nervensystem ist der evolutionsgeschichtlich jüngste Teil des Vagusnervs, der uns ein Gefühl von Sicherheit und Verbundenheit vermittelt. Über dieses soziale Nervensystem können Sie auf die heilende Kraft des Vagusnervs zugreifen und Ihr parasympathisches Nervensystem so steuern, dass Sie auch in Situationen, in denen Sie sich unwohl fühlen, ruhig bleiben. Wichtig: Führen Sie diese Übung nur zu einem Zeitpunkt und an einem Ort durch, an dem Sie sich sicher fühlen! Nehmen Sie sich für jeden Schritt Zeit und achten Sie darauf, wie Sie sich dabei fühlen.

- Hören Sie ein beruhigendes Musikstück und summen Sie mit, um Ihren Vagusnerv zu stimulieren.

- Legen Sie eine Hand auf Ihr Herz und die andere auf den Bauch und atmen Sie ein paarmal tief durch.
- Als Nächstes fahren Sie mit den Händen liebevoll über Ihr Gesicht und Ihren Kopf. Berühren Sie sanft Ihre Wangen oder streichen Sie sich mit den Händen über den Kopf. Stellen Sie sich dabei vor, das Gesicht eines lieben Freundes oder Kindes zärtlich zu berühren.
- Stimulieren Sie Ihren Geruchssinn mit einem ätherischen Öl, das ein positives Gefühl in Ihnen weckt.
- Rufen Sie sich eine Zeit ins Gedächtnis zurück, in der Sie sich verbunden und geliebt fühlten. Entspannen Sie sich und versinken Sie in den positiven Gefühlen, die diese Erinnerung in Ihnen hervorruft.
- Kuscheln Sie mit einem Haustier oder Plüschtier oder einer weichen Decke.
- Rufen Sie einen liebevollen Freund an und genießen Sie dieses Erlebnis des Verbundenseins.

7

GESUNDE BEZIEHUNGEN FÜHREN

»Ich lerne, Vertrauen zu mir und zu anderen Menschen zu haben«

In diesem Kapitel geht es um die zwischenmenschlichen Probleme, unter denen Menschen mit K-PTBS häufig leiden. Kindheitstraumata können zu kontraproduktiven Beziehungsmustern führen – zum Beispiel, dass Sie Menschen, die Sie lieben, kritisieren, ihnen Vorwürfe machen oder sich ohne vernünftigen Grund von ihnen zurückziehen. Vielleicht fällt es Ihnen schwer, sich anderen Menschen nahe zu fühlen – oder Sie haben Angst vor dem Alleinsein. Misshandlung oder Vernachlässigung in der Kindheit können dazu führen, dass es einem Traumaopfer im Erwachsenenalter schwerfällt, sich durchzusetzen oder gesunde Grenzen zu ziehen. In diesem Kapitel lernen Sie, mehr Mitgefühl für Ihr Gefühl der Verletzung oder Zurückweisung zu entwickeln und zwischenmenschliche Konflikte besser zu bewältigen, damit Sie sinnvolle, befriedigende Beziehungen führen können.

JENNIFER

»Ich kann einfach nicht noch mehr Ablehnung verkraften«

»Es fällt mir schwer, Entscheidungen zu treffen. Ich denke ständig darüber nach, was die anderen Menschen wollen, sodass ich den Kontakt zu mir selbst verliere. Selbst wenn ich weiß, was ich will, traue ich mich nicht, es meinem Freund zu sagen. Ich kann einfach nicht noch mehr Ablehnung verkraften. Dann ziehe ich mich innerlich von ihm zurück, und er wundert sich, warum ich ihn nicht zurückrufe.«

Als Jennifer zu mir in die Therapie kam, fühlte sie sich in der Beziehung zu ihrem Freund verloren und unzufrieden. Gemeinsam versuchten wir herauszufinden, wie diese Gefühle mit ihrer Kindheit zusammenhingen. Daraufhin erzählte sie mir von einer Erinnerung aus ihrer Kindheit: Sie hatte ihre Mutter um Hilfe gebeten, aber die Mutter hatte sie nur angeschaut und gelacht. Diese Erinnerung war lediglich eine von vielen Situationen, in denen sich Jennifer als Kind für ihre Bedürfnisse geschämt hatte. Daraufhin hatte sie begonnen, die Mimik und Körpersprache ihrer Mutter genau zu beobachten. Sie lernte, ein »braves« Mädchen zu sein, um ihre Mutter nicht zu enttäuschen.

Die Therapie stärkte Jennifers Selbstgefühl, sodass sie sich als Erwachsene in ihrer Beziehung zu ihrem Freund geerdeter und weniger hilflos fühlte. Sie begann, mehr Mitgefühl für den seelischen Schmerz zu entwickeln, den sie als kleines Mädchen erlitten hatte. Allmählich wurde Jennifer klar, warum sie immer wieder den Kontakt zu sich selbst verlor und warum es ihr so schwerfiel, mit ihrem Freund über ihre Bedürfnisse zu sprechen. Jetzt konnte sie sich darauf konzentrieren, ihre Bedürfnisse durchzusetzen, auch wenn sie damit das Risiko einer Zurückweisung einging –

zum Beispiel, indem sie ihren Freund um liebevolle Zuwendung bat, wenn sie Angst hatte. Dieses Gefühl der Sicherheit begann sich auch positiv auf ihre Beziehung zu Freunden und Arbeitskollegen auszuwirken. »Ich lerne, Vertrauen zu mir und zu anderen Menschen zu haben«, erklärte Jennifer mir mit einem strahlenden Lächeln der Zufriedenheit.

Wie kommt es zu zwischenmenschlichen Problemen bei einer K-PTBS?

Menschen, die an einer K-PTBS leiden, fällt es oft schwer, gesunde, dauerhafte Beziehungen aufzubauen. Vielleicht haben Sie bisher kaum oder gar keine Erfahrung mit Menschen gesammelt, die Ihnen guttun und keine Gefahr für Sie darstellen. Und vielleicht fällt es Ihnen auch sehr schwer, andere Menschen als ungefährlich und liebevoll zu empfinden, selbst wenn sie es sind. Wie bei Jennifer erschweren die Traumata und Bindungsverletzungen aus Ihrer Kindheit es Ihnen wahrscheinlich, sinnvolle, befriedigende Beziehungen zu Ihren Mitmenschen aufzubauen.

Beziehungsprobleme können die verschiedensten Formen annehmen. Wenn Ihr Vater oder Ihre Mutter sich zum Beispiel unberechenbar verhalten oder Sie misshandelt hat, haben Sie mit der Zeit vielleicht gelernt, dass Sie sich um die Bedürfnisse dieses Elternteils kümmern mussten, um nicht abgelehnt, bestraft oder verlassen zu werden. Oder Sie haben die Strategie entwickelt, sich aus der Beziehung zu Ihren Eltern zurückzuziehen und sich nur noch auf sich selbst zu verlassen. So oder so geben Sie sich vielleicht die Schuld an dem Problem – Sie glauben, selbst für die Misshandlung oder Vernachlässigung durch Ihre Eltern verantwortlich gewesen zu sein, obwohl das natürlich nicht zutrifft. Das kann Ihr Selbstwertgefühl beeinträchtigen, sodass Sie sich für nicht liebenswert halten oder glauben, anderen Menschen nur eine Last zu sein. Tief innerlich glauben Sie womöglich sogar, dass Sie es verdient haben, schlecht behandelt zu werden.

Eine traumatische Kindheit kann dazu führen, dass Sie die Absichten und Gefühle anderer Menschen falsch einschätzen. Vielleicht denken Sie zum Beispiel, dass Ihr Partner wütend auf Sie ist, obwohl er sich in Wirklichkeit über etwas ganz anderes aufregt, was gar nichts mit Ihnen zu tun hat – beispielsweise über einen Vorfall bei der Arbeit. Oder Sie machen sich Sorgen darüber, dass Ihr Partner Ihnen untreu werden könnte, obwohl er sich Ihnen gegenüber immer liebevoll und vertrauenswürdig verhalten hat. Manchmal ist es schwierig, zwischen Ihren jetzigen Lebensumständen und dem seelischen Schmerz der Vergangenheit zu unterscheiden. Das kann zu Abwehrreaktionen führen, die Sie selbst und Ihnen nahestehende Menschen verwirren.

Intime Beziehungen

Menschen, die ein Kindheitstrauma erlebt haben, können aber auch Probleme mit emotionaler und sexueller Intimität in der Partnerschaft haben. Vielleicht fällt es Ihnen schwer, liebevolle Berührungen von Ihrem Partner anzunehmen, oder Sie würden am liebsten vor einem geliebten Menschen weglaufen, der Ihre Nähe sucht, weil er Erinnerungen an den Missbrauch aus Ihrer Kindheit in Ihnen wachruft. Oder vielleicht haben Sie Angst davor, verlassen zu werden, und empfinden bei ganz normalen, vorübergehenden Trennungen eine irrationale Eifersucht. Es kann aber auch sein, dass Sie körperlich oder emotional über Ihre Grenzen hinausgehen, um andere Menschen nicht zu enttäuschen; oder Sie entwickeln ein Co-Abhängigkeitsmuster und stellen Ihrer Beziehung zuliebe Ihre eigenen Bedürfnisse zurück. In manchen Situationen fallen Ihnen vielleicht schädliche Beziehungsmuster auf: zum Beispiel, dass Sie andere Menschen auf heftige, verletzende Art und Weise attackieren oder Alarmsignale bei potenziellen Liebespartnern übersehen, die zu missbräuchlichem, ablehnendem oder abwertendem Verhalten neigen.

Kindererziehung

Auch bei der Kindererziehung können zwischenmenschliche Probleme auftreten. Wenn Sie sich in Ihrer Kindheit beispielsweise ungeliebt oder unverstanden gefühlt haben, empfinden Sie vielleicht eine irrationale Eifersucht auf Ihr Kind, weil es die Liebe, Zuwendung und Pflege bekommt, die es braucht und die Ihnen früher gefehlt hat. Oder Sie ärgern sich, wenn Ihr Kind Nein sagt, vor allem, wenn Sie selbst sich als Kind nicht in der Lage gefühlt haben, Ihre Bedürfnisse durchzusetzen. Es ist normal, sich durch die außer Kontrolle geratenen Emotionen eines Kindes getriggert zu fühlen, vor allem, wenn sich dieses Kind auch noch aggressiv verhält. Doch wenn Ihr Trauma dadurch so stark aktiviert wird, dass Sie Ihr Kind am liebsten anschreien oder schlagen würden, sollten Sie so lange weggehen, bis Sie sich beruhigt und Ihre Gefühle wieder im Griff haben. Falls Sie öfters unter solchen Emotionen leiden, sollten Sie therapeutische Hilfe suchen.

Freunde und Kollegen

Aufgrund der Verletzungen, die Sie durch Vernachlässigung und Missbrauch in Ihrer Kindheit erlitten haben, können Sie vielleicht nicht so leicht befriedigende Beziehungen zu Freunden und Kollegen aufbauen. Womöglich fällt es Ihnen schwer, Grenzen zu setzen, oder Sie isolieren sich von anderen Menschen, indem Sie Einladungen ablehnen. Vielleicht haben Sie auch Probleme damit, sich einem Chef gegenüber durchzusetzen, oder bekommen Lampenfieber, wenn Sie in der Öffentlichkeit eine Rede oder Präsentation halten müssen. Hinter solchen sozialen Ängsten steckt oft ein strenger innerer Kritiker, der Ihnen einredet, dass andere

Menschen Sie negativ beurteilen, obwohl das gar nicht stimmt. Vielleicht sind Sie von vornherein so felsenfest von der Ablehnung Ihrer Mitmenschen überzeugt, dass Sie sie unabsichtlich von sich wegstoßen; und wenn sich diese Menschen dann tatsächlich von Ihnen zurückziehen, ist das für Sie ein Beweis dafür, dass Sie nicht liebenswert sind.

Wenn Ihr Trauma von negativen zwischenmenschlichen Beziehungen in der Kindheit herrührt, empfinden Sie den Kontakt mit anderen Menschen vielleicht als äußerst bedrohlich – so sehr, dass Sie es für unmöglich halten, den Glauben an echte menschliche Güte zurückzugewinnen. Wenn Sie in Ihrer Vergangenheit zutiefst verletzt worden sind, kann es einige Zeit dauern, bis Sie lernen, dass es auch freundliche, vertrauenswürdige Menschen gibt. Es ist tatsächlich nicht leicht, sich schmerzhaften Erinnerungen an Situationen zu stellen, in denen man verlassen oder verletzt worden ist. Denn es erfordert großen Mut, den seelischen Schmerz einer weiteren Ablehnung zu riskieren. Trotzdem hat jeder Mensch ein Recht auf Liebe; wenn Sie wollen, können auch Sie gesunde, liebevolle Beziehungen zu Partnern, Kindern, Freunden und dem Umfeld aufbauen, in dem Sie leben. Sie können lernen, sich als erwachsener Mensch sicher gebunden zu fühlen, auch wenn Sie als Kind keine sichere Bindung erlebt haben.

Start in den Selbstheilungsprozess

In diesem Kapitel werden Sie Patricia und John kennenlernen und erfahren, wie sich deren zwischenmenschliche Probleme auf ihr Leben ausgewirkt haben. Außerdem werden Sie Bewältigungsstrategien aus der Teiletherapie erlernen, die Patricia und John zum Aufbau gesünderer Beziehungsmuster verholfen haben. Mithilfe dieser Übungen können Sie den Kontakt zu Ihrem Erwachsenen-Ich stärken und sich mitfühlend um die verletzten Gefühle kümmern, die ein jüngerer Persönlichkeitsanteil von Ihnen vielleicht immer noch mit sich herumträgt. Aber denken Sie daran: Sie sollten sich ganz langsam und allmählich an diese Übungen aus der Teiletherapie herantasten oder sie im Rahmen einer fürsorglichen therapeutischen Beziehung machen. Falls Sie sie als zu belastend empfinden, können Sie diesen Abschnitt selbstverständlich auch überspringen und in anderen Kapiteln nach Bewältigungsstrategien suchen, die Ihnen helfen, sich geerdet zu fühlen.

PATRICIA

»Das erinnert mich daran, wie ich mich als kleines Mädchen immer gefühlt habe«

»Wenn ich mit meinen beiden kleinen Kindern allein zu Hause bin, bekomme ich immer Panikattacken. Ich habe Angst, in eine Falle hineinzugeraten. Das erinnert mich daran, wie ich mich als kleines Mädchen immer gefühlt habe, wenn meine Mutter die Beherrschung verlor. Sie war so wütend auf mich und meine Schwester, und ich konnte nicht weg.«

Patricias Geschichte erinnert daran, dass durch die Kindererziehung oft eigene Kindheitstraumata aktiviert werden. Vielleicht kommen Sie sich in solchen Situationen wie eine jüngere Ausgabe Ihrer selbst vor, fühlen sich unsicher oder empfinden starke Ängste, die von Erinnerungen an Ihre Vergangenheit herrühren. Durch die Übung, die ich als Nächstes beschreiben werde, lernte Patricia, ihr Erwachsenen-Ich besser wahrzunehmen und auf ihre Bewältigungsressourcen zurückzugreifen. Dadurch fühlte sich Patricia sicherer und das Alleinsein mit ihren Kindern triggerte sie nicht mehr so sehr.

Bewältigungsstrategie:

Verankerung in Ihrem Erwachsenen-Ich

Unverarbeitete traumatische Ereignisse aus der Kindheit sind oft in einer sehr viel jüngeren Teilpersönlichkeit des Traumaopfers gespeichert. Diese Persönlichkeitsanteile bezeichnet man normalerweise als inneres Kind. Manchmal identifizieren Sie sich vielleicht immer noch mit diesem Kind, das sich klein oder unsicher fühlt. Die nun folgende Bewältigungsstrategie kommt aus der Teiletherapie und soll Ihnen helfen, mit Ihrem Erwachsenen-Ich in Kontakt zu treten. Als erwachsenem Menschen stehen Ihnen Entscheidungsmöglichkeiten zur Verfügung, die Sie als Kind nicht hatten. Wenn Sie sich in Ihrem Erwachsenen-Ich verankern, kommen Sie leichter zu der Einsicht, dass diese Ereignisse jetzt der Vergangenheit angehören. Diese Bewältigungsstrategie kann Ihnen vor allem dann weiterhelfen, wenn Sie unter Flashbacks leiden. Sie müssen diese Schritte nicht in einer bestimmten Reihenfolge durchführen; experimentieren Sie einfach ein bisschen und finden Sie heraus, wie Ihnen diese Übung am besten hilft!

- Schauen Sie sich Ihre Hände an und machen Sie sich klar, dass es die Hände eines Erwachsenen sind.
- Stehen Sie auf und spüren Sie, wie groß Sie sind, indem Sie Ihre Arme nach dem oberen Rand eines Türrahmens ausstrecken. Machen Sie sich klar, dass Sie die Größe eines erwachsenen Menschen haben.
- Schauen Sie auf eine Uhr und einen Kalender. Nehmen Sie die Uhrzeit und das heutige Datum bewusst wahr, um sich im Hier und Jetzt zu orientieren.

- Überlegen Sie sich zwei oder drei Dinge, die Sie in Ihrem jetzigen Leben tun können und zu denen Sie als Kind nicht in der Lage waren (z. B. Auto fahren, zur Arbeit gehen).
- Sagen Sie sich: »Ich weiß, dass ich jetzt erwachsen und in Sicherheit bin. Ich kann selbst entscheiden, wie ich mich verhalte und was ich tue.«

JOHN

»Ich habe mich in sozialen Situationen noch nie sicher gefühlt«

»Ich beobachte immer wieder, wie leicht es anderen Menschen fällt, rauszugehen und Freunde zu finden. Bei mir ist das leider nicht so. Ich erinnere mich dann immer an meine Schulzeit und daran, wie ich als Kind von meinen Mitschülern schikaniert wurde. Ich habe mich in sozialen Situationen noch nie sicher gefühlt. Irgendwann versuchte ich es dann gar nicht mehr. Ich weiß, dass mit mir irgendetwas nicht stimmt.«

Johns Geschichte erinnert daran, dass ein Kindheitstrauma es uns erschwert, uns in sozialen Situationen zu bewegen und bedeutsame Kontakte und Beziehungen zu pflegen. John wurde nicht nur in der Schule drangsaliert – auch seine Eltern haben ihm nie geholfen, die negativen Auswirkungen dieser Erlebnisse zu verarbeiten. Sie boten ihm keinerlei emotionale Unterstützung. Seine Mutter litt oft unter Ängsten und sein Vater war zu Hause nie richtig »da«, weil er meistens arbeitete. John versuchte, diese Situation zu bewältigen, indem er ein sehr fleißiger Schüler war; doch es fiel ihm schwer, Freunde zu finden. Inzwischen geht er aufs College und sieht, dass seine Studienkollegen leicht Freundschaften schließen. Auch er hätte gern mehr Selbstvertrauen, doch leider geriet er am College immer weiter in seine Isolation hinein.

In der Therapie wurde sich John über die negativen Auswirkungen seines Kindheitstraumas und seiner Vernachlässigung klar. Zum ersten Mal konnte er Emotionen wie Wut oder Schmerz spüren. Wir sprachen darüber, wie es gewesen wäre, wenn er als Kind liebevolle Eltern gehabt hätte, die ihn beschützten und unterstützten, und wie es sich angefühlt hätte, eine Mutter zu haben, die nicht immer gleich in Tränen ausbrach, wenn John mit ihr über seine eigenen Probleme sprach. Er stellte sich vor, einen Vater zu haben, der sich um ihn kümmerte und an ihn glaubte – von dem er lernen konnte, wie man sich gegen Schulhoftyrannen zur Wehr setzt. John versuchte, sich auszumalen, wie heilsam all das für ihn gewesen wäre und wie anders sein Leben dadurch hätte verlaufen können. Mit der Zeit fiel es ihm leichter, Freundschaften zu schließen und an sozialen Veranstaltungen im College teilzunehmen. Er fühlte sich nicht mehr so unwohl dabei, andere Menschen ins Gespräch zu ziehen, und merkte, dass sie positiv darauf reagierten und ihn zu weiteren Veranstaltungen einluden. So konnte er seine soziale Identität wiederaufbauen.

Bewältigungsstrategie:

Visualisierung einer heilsamen Erfahrung

Um Ihre K-PTBS bewältigen zu können, müssen Sie sich den Schmerz, den Sie als Kind empfunden haben, zunächst einmal bewusst machen und eingestehen. In einem nächsten Schritt können Sie dann neue heilende Erfahrungen der Wiedergutmachung visualisieren, um eine liebevolle Beziehung zu Ihrem jüngeren Ich aufzubauen. Wenn Sie sich als Kind beispielsweise allein oder vernachlässigt gefühlt haben, stellen Sie sich in Ihrer Fantasie eine liebevolle Person vor, die für diese junge Teilpersönlichkeit von Ihnen da gewesen sein könnte. Wenn Sie sich ängstlich oder bedroht fühlten, könnte so ein heilsamer Wiedergutmachungsprozess zum Beispiel darin bestehen, sich auszumalen, wie Sie in dieser Situation beschützt wurden. Wenn Sie misshandelt wurden oder sexuellen Übergriffen ausgesetzt waren, könnte Ihr Wiedergutmachungserlebnis darin bestehen, dieses gefährliche Umfeld zu verlassen oder daraus gerettet zu werden. Und wenn Sie sich als Kind gedemütigt und beschämt gefühlt haben, könnten Sie sich als Wiedergutmachung ein Erlebnis vorstellen, bei dem Sie von anderen Menschen akzeptiert worden sind. Wenn Sie sich zurzeit getriggert fühlen, sollten Sie allerdings lieber erst einmal Ihr Erwachsenen-Selbstgefühl stärken, indem Sie die vorige Übung »Verankerung in Ihrem Erwachsenen-Ich« (siehe Seite 123) machen.

Bei der Bewältigungsstrategie der heilsamen Wiedergutmachung stellen Sie sich zunächst einmal ein Ereignis aus Ihrer Kindheit vor, das Sie immer noch als schmerzhaft empfinden. Nehmen Sie sich ein bisschen Zeit, um dieses Ereignis zu visualisieren, und versuchen Sie, sich vorzustellen, wie Sie sich damals gefühlt haben. Angenommen, Sie betrachten ein Foto von sich aus dieser Zeit – was würden Sie in Ihrem Gesicht sehen? Was könnte Ihnen an diesem Foto sonst noch auffallen? Als Nächstes denken Sie in aller Ruhe darüber nach, was Ihnen damals gefehlt hat. Was hätten Sie am dringendsten gebraucht? Was hätte Ihr junges Ich damals wohl gern gehört? Hatten Sie zum Beispiel das Bedürfnis, liebevoll umsorgt, beschützt, gerettet oder vorbehaltlos akzeptiert zu werden, oder hätten Sie irgendetwas anderes gebraucht?

Können Sie sich nun vorstellen, die Bedürfnisse Ihres jungen Ichs zu erfüllen? Sie könnten sich beispielsweise ausmalen, wie Sie als der erwachsene Mensch, der Sie jetzt sind, Ihr kindliches Ich besuchen; oder Sie stellen sich eine andere Person vor, die Sie damals gern bei sich gehabt hätten. Malen Sie sich in aller Ruhe aus, wie Sie Ihr kindliches Ich mit heilsamen Worten oder Handlungen trösten. Was fällt Ihnen auf, wenn Sie damit fertig sind? Wie fühlen Sie sich jetzt emotional und in Ihrem Körper?

Nehmen Sie sich ungefähr 10 Minuten Zeit, um diesen imaginären heilenden Vorgang zu erleben. Denken Sie daran, dass Sie ihn jederzeit wiederholen können – kehren Sie einfach so oft zu dieser Erinnerung zurück, bis sich Ihr jüngeres Selbst beruhigt und getröstet fühlt. Falls es Ihnen schwerfallen sollte, Mitgefühl oder liebevolle Güte für die schmerzhaften Erinnerungen aus Ihrer Vergangenheit aufzubringen, vergessen Sie nicht, dass es sehr sinnvoll sein kann, bei der Bewältigung von Kindheitstraumata mit einem liebevollen, einfühlsamen Therapeuten zusammenzuarbeiten. Wenn Ihnen diese Übung geholfen hat, können Sie sie auch mit anderen negativen Erinnerungen wiederholen.

Wie geht es mir?

In diesem Kapitel ging es darum, die zwischenmenschlichen Verletzungen aus Ihrer Vergangenheit zu heilen, um im Hier und Jetzt gesunde zwischenmenschliche Beziehungen aufbauen zu können. Denken Sie daran, dass Beziehungsprobleme bei Kindheitstraumata und K-PTBS eine zentrale Rolle spielen! Achten Sie darauf, sanft und behutsam mit sich selbst umzugehen, vor allem bei Konflikten mit Menschen, die Ihnen nahestehen. Zwischenmenschliche Probleme können im Lauf Ihres Lebens immer wieder auftreten. Diese Probleme werden sich jedoch nicht mehr so negativ auswirken, wenn Sie üben, freundlich mit Ihren Mitmenschen zu reden und schwierige Situationen sofort zu bereinigen, um etwaige Konflikte nicht erst entstehen zu lassen. Bei der letzten Bewältigungsstrategie in diesem Kapitel geht es darum, Fähigkeiten einzuüben, die Ihnen beim Aufbau gesunder Beziehungen helfen können.

Bewältigungsstrategie:

Positive Beziehungsfähigkeiten einüben

Wenn Sie sich in einer Beziehung getriggert fühlen, würden Sie die betreffende Person vielleicht am liebsten voller Wut attackieren oder die Beziehung zu ihr abbrechen. Das sind jedoch keine hilfreichen Strategien für die Bewältigung schwieriger Situationen. In der unten stehenden Liste finden Sie ein paar Vorschläge zum Umgang mit Konflikten im Freundes- und Kollegenkreis oder in einer Partnerbeziehung. Sie brauchen diese Vorschläge nicht unbedingt in einer bestimmten Reihenfolge umzusetzen. Experimentieren Sie einfach ein bisschen und finden Sie heraus, welche Übungsschritte sich am positivsten auf Sie und Ihre zwischenmenschlichen Beziehungen auswirken.

- Immer wenn Sie sich getriggert fühlen, verlassen Sie das Zimmer und zählen Sie rückwärts von 10 bis 0. So können Sie gegen den Drang ankämpfen, andere Menschen anzuschreien, zu kritisieren, abzuwerten oder zu schlagen.
- Beobachten Sie sich und beschreiben Sie der anderen Person dann Ihre Gefühle. Sie könnten zum Beispiel sagen: »Im Augenblick bin ich … [wütend, traurig, ängstlich].« Achten Sie darauf, wie Ihre Emotionen sich dadurch verändern.
- Nehmen Sie sich Zeit, anderen Menschen Fragen zu stellen, um ihnen zu zeigen, dass Sie sich für ihre Gedanken, Gefühle und Bedürfnisse interessieren.
- Zeigen Sie Selbstbewusstsein, indem Sie Blickkontakt halten und auf Ihre Körperhaltung achten: Ihre Wirbelsäule sollte gerade und Ihr Herz offen sein.
- Finden Sie heraus, wie es sich anfühlt, selbstbewusst darauf hinzuweisen, was Sie sich in einer Beziehung wünschen oder *nicht* wünschen.
- Machen Sie sich klar, dass Ihr Gesprächspartner vielleicht Nein sagen wird und dass das in Ordnung ist.
- Machen Sie keine wertenden, anklagenden oder kritischen Bemerkungen über andere Menschen.
- Versuchen Sie, selbstbewusst Grenzen zu ziehen, indem Sie Nein sagen, wenn jemand etwas von Ihnen verlangt, was Sie nicht für richtig halten.
- Sie können bei schwierigen Gesprächen jederzeit Pausen einlegen. Allerdings sollten Sie dann vereinbaren, das Gespräch fortzusetzen, sobald Sie sich wieder beruhigt haben.

- Ergreifen Sie die Initiative, um ein Problem oder einen Konflikt mit einem Ihnen nahestehenden Menschen aus der Welt zu schaffen, indem Sie zugeben, dass Sie sich ihm gegenüber verletzend verhalten oder ihn mit Ihren Worten gekränkt haben.
- Machen Sie sich und Ihren Mitmenschen klar, dass nichts Schlimmes daran ist, Fehler zu machen. Sie brauchen nicht perfekt zu sein und die anderen auch nicht.

8

UMGANG MIT SELBSTWAHRNEHMUNGSPROBLEMEN

»Jetzt begreife ich, dass das alles gar nicht meine Schuld war«

In diesem Kapitel geht es darum, wie eine K-PTBS Ihre Selbstwahrnehmung und Ihr Selbstwertgefühl beeinträchtigen kann. Missbrauch oder Vernachlässigung führen oft zu Scham und Selbstvorwürfen: Das Traumaopfer glaubt, selbst an allem schuld zu sein, fühlt sich psychisch geschädigt, wertlos oder als Versager. Um Ihre K-PTBS zu bewältigen, müssen Sie an Ihrer Selbstwahrnehmung arbeiten – geistig, emotional und körperlich. Mit etwas Übung können Sie allmählich ein starkes Selbstwertgefühl aufbauen.

SEBASTIAN

»Ich habe das alles verdient«

»Klar, mein Vater hat mich geschlagen. Aber ich war ja auch ein schwieriges Kind. Ich habe das alles verdient!«

Sebastian war im Baugewerbe tätig und musste hart arbeiten, um seine Familie zu ernähren. Er war stets ein verantwortungsvoller Ehemann und Vater; doch wenn er getriggert wurde, begann er, sich selbst herunterzumachen – vor allem, wenn er das Gefühl hatte, einen Fehler gemacht zu haben. Dann sagte er: »Ich bin so ein Versager! Immer mache ich alles falsch! Was ist nur los mit mir?« Manchmal richteten seine kritischen Bemerkungen sich auch gegen seine Frau und seine Tochter. Dann war er hinterher noch unglücklicher und bezeichnete sich selbst als Monster.

Seine Frau überredete Sebastian schließlich, sich in Therapie zu begeben. Sie wusste, dass er keine leichte Kindheit gehabt hatte, und war traurig darüber, dass er so streng mit sich selbst umging. In der Therapie sprachen wir über Sebastians Kindheit. Er beschrieb sich als zähen Burschen, der sich durch nichts unterkriegen ließ. In der Schule hatte Sebastian es schwer; er war nie ein guter Schüler. Er erzählte mir, dass sein Vater ihn immer verprügelte, wenn er ungezogen war oder schlechte Noten bekam. Schon als kleines Kind hatte er Prügel von seinem Vater bekommen; als Teenager ließ er sich dann mit »den falschen Leuten« ein, fing an zu trinken und wurde immer wieder in Schlägereien verwickelt.

Anfangs war Sebastian überzeugt davon, dass sein Vater alles richtig gemacht hatte: Er habe die Schläge verdient, weil er doch so ein schwieriges Kind gewesen sei, meinte er. Als wir uns näher mit seinem strengen inneren Kritiker auseinandersetzten, stellte sich heraus, dass Sebastian tatsächlich große Schamgefühle mit sich herumtrug. Nicht nur sein Vater hatte ihn streng behandelt, auch seine Mutter hatte nie eingegriffen, um ihn zu beschützen. Daher ging er davon aus, dass er die Bestrafung wohl verdient hatte. Mit diesen selbstkritischen Gedanken richtete Sebastian die Wut, die er seinen Eltern gegenüber empfand, gegen sich selbst.

Nachdem Sebastian dieses Muster erkannt hatte, konnte er über seine Gefühle sprechen. Ihm wurde klar, dass er seine verletzten Gefühle früher nur deshalb verdrängt hatte, weil es für ihn als Kind gefährlich gewesen wäre, darüber zu sprechen: »Jetzt begreife ich, dass das gar nicht meine Schuld war«, erklärte er mir. Mit der Zeit konnte Sebastian sich selbst besser akzeptieren, mehr Toleranz für seine Fehler aufbringen und wurde emotional zugänglicher für seine Frau und seine Tochter.

Selbstwahrnehmungsprobleme bei einer K-PTBS

Sebastians Geschichte zeigt, dass ein Kindheitstrauma auch zu Selbstwahrnehmungsproblemen führen kann: Viele Traumaopfer empfinden sich als psychisch geschädigt, minderwertig, wertlos oder nicht liebenswert und können daher kein richtiges Selbstwertgefühl aufbauen. Diese Einstellung geht oft mit Scham- und Schuldgefühlen einher: Man hat das Gefühl, nicht dazuzugehören oder völlig anders zu sein als andere Menschen. Selbstwahrnehmungsprobleme können auch dazu führen, dass Sie sich von Ihren Mitmenschen abgelehnt oder kritisiert fühlen, obwohl das gar nicht zutrifft.

Solche Probleme kommen bei Kindern, die misshandelt oder missbraucht werden, häufig vor. Vielleicht geben sich die Kinder selbst die Schuld an dem Missbrauch oder der Vernachlässigung, weil es ihnen zu große Angst macht, der Tatsache ins Auge zu sehen, dass ihr Elternteil oder ihre Bezugsperson eine Bedrohung für sie darstellen könnte. Kinder sind völlig abhängig von ihren Betreuungspersonen. Um überleben zu können, müssen sie ein gefährliches Umfeld irgendwie erträglich gestalten – und wenn auch nur in ihrer Fantasie. Vielleicht erschafft sich das Kind in seiner Vorstellung dann eine idealisierte Mama oder einen idealisierten Papa, um der Realität des Missbrauchs nicht ins Auge sehen zu müssen. Es nimmt lieber die Schuld auf sich, ein »böses« Kind zu sein, als die erschreckende Realität akzeptieren zu müssen, dass es einen »bösen« Vater oder eine »böse« Mutter hat.

Gefühle der Scham oder Wertlosigkeit können aber auch durch tägliche kleine, subtile Zurückweisungen entstehen, deren negative Auswirkungen sich mit der Zeit summieren. Vielleicht haben Sie sich beispielsweise zurückgewiesen gefühlt, als Sie sich über irgendetwas freuten und sich in Ihrer Begeisterung einem Elternteil mitteilen wollten, der jedoch kein Interesse daran zeigte. Oder Sie sind mit einem besonders schönen Bild aus der Schule heimgekommen, das Sie für Mama gemalt hatten, nur um später festzustellen, dass Ihr Kunstwerk im Müll gelandet war. Wenn wir in unserem Bedürfnis nach Verbundenheit immer wieder zurückgewiesen werden, reagieren wir häufig mit Wut oder Traurigkeit. In einer gesunden Beziehung erkennen und akzeptieren die Eltern solche Emotionen und versuchen ihren Fehler wiedergutzumachen. Doch in traumatischen Eltern-Kind-Beziehungen werden solche seelischen Verletzungen leider oft nicht erkannt oder wiedergutgemacht. Diese unverarbeiteten Erlebnisse, bei denen Sie sich als Kind verraten gefühlt haben, summieren sich mit der Zeit und wirken sich negativ auf Ihr Selbstgefühl aus.

Oft ist es schwierig, die mit Kindheitstraumata so häufig einhergehenden Gefühle der Scham, Wut und Verletzung zu verkraften. Im Erwachsenenalter leidet das Traumaopfer dann vielleicht unter Perfektionismus, übertriebener Selbstkritik und Süchten. Vielleicht reagieren Sie wütend auf andere Menschen oder gehen übermäßig kritisch mit sich selbst um, um Ihr Gefühl der Traurigkeit zu verdrängen. Doch letztendlich ist es wichtig, Ihre verletzten Gefühle zuzulassen – entweder im Rahmen einer Therapie oder indem Sie mit den in diesem Buch beschriebenen Bewältigungsstrategien arbeiten. So können Sie lernen, Ihren Emotionen ins Auge zu sehen, ohne weglaufen oder sich und andere Menschen attackieren zu müssen.

Selbstwahrnehmungsprobleme sind auch in Ihrem Körper gespeichert. Zum Beispiel kann sich ein Gefühl der Wertlosigkeit auf Ihre Mimik und Körperhaltung oder Ihre Bereitschaft auswirken, mit anderen Menschen Blickkontakt aufzunehmen. Auch chronische Schmerzen und andere chronische Erkrankungen kommen bei Menschen mit K-PTBS häufig vor. Vielleicht schließen Sie aus diesen körperlichen Symptomen, dass Sie psychisch geschädigt oder innerlich zerbrochen sind.

Um Ihr Trauma bewältigen zu können, müssen Sie sich darüber klar werden, dass Ihr Gefühl der Scham oder Wertlosigkeit mit Ihrem völlig legitimen menschlichen Bedürfnis nach Verbundenheit zusammenhängt. Und da Scham eine zwischenmenschliche Verletzung ist, muss der Heilungsprozess oft innerhalb einer Beziehung stattfinden. Anfangs kann das in der Therapie geschehen, doch früher oder später sollten Sie sich auch in Ihren anderen zwischenmenschlichen Beziehungen fair und respektvoll behandelt fühlen. Denn auch wenn Sie von manchen Menschen zurückgewiesen wurden, können Sie immer noch andere Bezugspersonen finden, die in der Lage sind, Ihr Bedürfnis nach Verbundenheit zu erfüllen – Menschen, die Freude an Ihnen haben, auch wenn Sie von Ihren Betreuungspersonen in der Kindheit nicht wertgeschätzt wurden.

Start in den Selbstheilungsprozess

In diesem Kapitel werden Sie lernen, auf geistiger, emotionaler und physischer Ebene an Ihren Selbstwahrnehmungsproblemen zu arbeiten. Anhand von Rebeccas Geschichte werden wir uns etwas näher mit dem Problem von Scham und Selbstzweifeln befassen und eine Validierungsstrategie aus der dialektischen Verhaltenstherapie (DVT) kennenlernen. Mariahs Geschichte beleuchtet die körperlichen Auswirkungen von K-PTBS-Symptomen und erinnert uns daran, dass man Scham als Gefühl der Schwere oder Lethargie und in Form von physischen Beschwerden im ganzen Körper spüren kann. Zum Schluss werden Sie eine Bewältigungsstrategie aus der Körperpsychotherapie kennenlernen, bei der es darum geht, körperliche Anspannung als Werkzeug für die Traumabewältigung zu nutzen.

REBECCA

»Oft habe ich das Gefühl, dass meine Gefühle völlig unberechtigt sind«

»Jedes Mal, wenn ich meiner Freundin zu erklären versuche, wie ich mich fühle, putzt sie mich herunter oder gibt mir das Gefühl, im Unrecht zu sein. Das Problem ist, dass ich allmählich anfange, ihr zu glauben. Es ist, als ob ich ständig darauf warten würde, dass mich irgendjemand in meiner Erfahrung bestätigt. Oft habe ich das Gefühl, dass meine Gefühle völlig unberechtigt sind.«

Wegen ihrer Beziehungsprobleme begab sich Rebecca in Therapie. Sie fühlte sich sehr unsicher und fragte sich ständig, was sie denn falsch mache. Als wir über dieses Problem sprachen, erzählte sie mir, dass sie oft Pläne mit Freunden mache und diese Verabredungen dann in letzter Minute absage. Wenn sie versuche, mit ihrer Partnerin über ihre Gefühle zu reden, gehe diese stets in die Defensive und drehe ihr jedes Wort im Mund herum, sodass am Ende Rebecca an allen Problemen schuld sei, die die beiden miteinander hätten.

Als wir über Rebeccas Kindheit sprachen, erfuhr ich, dass sich ihre Mutter ihr gegenüber sehr eifersüchtig verhalten und sie ständig kritisiert hatte. Rebecca wurde klar, dass ihre jetzige Beziehung große Ähnlichkeit mit ihren Kindheitserlebnissen hatte. Ich schlug Rebecca vor, sich auszumalen, wie ihr wohl zumute wäre, wenn sie sich in ihren Erfahrungen und Gefühlen bestätigt fühlen würde. Mit der Zeit lernte sie, außerhalb der Therapie Bestätigung für ihre Emotionen zu finden; und sobald sie mehr innere Stärke entwickelt hatte, war sie nicht mehr bereit, die Lieblosigkeit ihrer Freundin zu ertragen. Zunächst begann sie, klare Grenzen zu setzen, indem sie ihr erklärte, wie sie behandelt werden wollte; doch bald wurde ihr klar, dass ihre Partnerin nicht in der Lage war, ihre Bedürfnisse zu erfüllen, und sie beendete die Beziehung. Jetzt fühlt sich Rebecca in ihrem Selbstwertgefühl gestärkt und ist bereit, eine Partnerin zu finden, die ihr die Liebe geben kann, die sie verdient.

Bewältigungsstrategie:

Emotionen validieren

Wenn uns ein Mensch wertfrei zuhört, akzeptiert er uns bedingungslos. Dadurch kommt uns die Wichtigkeit unserer Gedanken und Gefühle zu Bewusstsein. Bei dieser aus der DVT abgeleiteten Bewältigungsstrategie werden Sie lernen, Ihre eigenen Emotionen bedingungslos zu akzeptieren und auf diese Weise zu validieren. Die unten beschriebenen Übungsschritte können Ihnen vor allem in Zeiten intensiver oder belastender Emotionen und Erfahrungen weiterhelfen – zum Beispiel, wenn Sie über Ihre Reaktion auf eine bestimmte Person oder Situation verwirrt oder im Unklaren sind. Denken Sie daran, dass nichts dagegen einzuwenden ist, sich bei dieser Übung von einer Person Ihres Vertrauens helfen zu lassen, falls es Ihnen schwerfallen sollte, Ihre Emotionen ohne fremde Hilfe zu validieren.

- Versuchen Sie, sich über die belastende Emotion, die Sie gerade spüren, klar zu werden. Ist es Traurigkeit, Wut, Angst, Enttäuschung, Verwirrung oder Scham?
- Achten Sie auf wertende oder verharmlosende Gedanken, die Ihnen dabei durch den Kopf gehen, z. B.: »Ich bin zu empfindlich, warum kann ich mich nicht einfach darüber hinwegsetzen?« oder »Meine Gefühle sind albern«.
- Vereinbaren Sie mit sich selbst, solche Gedanken zu stoppen oder zumindest vorläufig beiseitezuschieben. Sie können in Gedanken zum Beispiel Stopp sagen und dann hinzufügen: »Ich verdiene es, freundlich und respektvoll mit mir selbst umzugehen.«
- Versuchen Sie, dem Ursprung Ihrer belastenden Emotion auf die Spur zu kommen. Fragen Sie sich: »Wann hat das angefangen?«, oder »Welche Umstände haben zu diesem Gefühl beigetragen?«.
- Überlegen Sie sich validierende Aussagen, z. B: »Mein Gefühl ist verständlich, weil …« oder »Es ist wichtig, wie ich mich fühle, weil …«.
- Falls es Ihnen schwerfallen sollte, Ihre Empfindungen zu validieren, fragen Sie sich: »Wie wäre jemand anderem in meiner Situa-

tion wohl zumute?« Überlegen Sie, wie Sie dieser anderen Person Mitgefühl zeigen würden.

- Fragen Sie sich: »Was will ich?«, und sagen Sie sich dann: »Wenn das für mich wichtig ist, dann ist es wichtig.«
- Achten Sie darauf, was passiert, wenn Sie Ihre jetzigen Empfindungen und emotionalen Reaktionen erkennen und akzeptieren. Wie fühlen Sie sich jetzt in Ihrem Körper?

MARIAH

»Ich weiß nicht, ob ich so weitermachen kann«

»Ich habe solche Schmerzen. An manchen Tagen bin ich so müde, dass ich kaum aus dem Bett komme. Ich weiß nicht, ob ich so weitermachen kann. Manchmal denke ich, ich hätte lieber nicht auf die Welt kommen sollen.«

Mariah litt unter körperlichen Beschwerden und einem Gefühl ständiger Hoffnungslosigkeit. Wegen ihrer chronischen Müdigkeit befand sie sich in ärztlicher Behandlung, doch um die Auswirkungen ihres Kindheitstraumas auf ihren physischen Gesundheitszustand besser in den Griff zu bekommen, empfahlen ihr die Ärzte, zusätzlich eine Psychotherapie zu machen. Als Mariah mir ihre Geschichte erzählte, erfuhr ich, dass sie bei einer alleinerziehenden Mutter aufgewachsen war, die sie von Grund auf ablehnte. Ihre Mutter hatte ihr oft erklärt, sie habe sich nie Kinder gewünscht und bereue den Tag, an dem ihre Tochter zur Welt gekommen sei. Jetzt, mit über 40 Jahren, spürte Mariah die erdrückende Last dieses unverarbeiteten seelischen Schmerzes.

Manchmal werden unverarbeitete Emotionen, die von einem Trauma herrühren, im Körper gespeichert. Gefühle der Scham oder Wertlosigkeit können sich zum Beispiel in einem Zusammensacken des Brustkorbs, eingesunkener Körperhaltung, gesenktem Kopf oder niedergeschlagenen Augen zeigen. Mit der Zeit nehmen die Selbstwahrnehmungsprobleme des Traumaopfers durch diese Haltung vielleicht noch mehr zu. In der Therapie konnte Mariah über ihre Kindheit sprechen, aber sie fühlte sich von ihrem Körper abgeschnitten und litt nach wie vor an einer lähmenden Erschöpfung.

Ich musste ihr helfen, über die bloße verbale Beschreibung ihrer Kindheitserlebnisse hinauszugehen und zu erkennen, wie sich dieses Trauma in ihrem Körper gespeichert hatte. Der Heilungsprozess bestand darin, langsam und angstfrei mit ihrem Körper in Kontakt zu treten. Anfangs fiel es Mariah sehr schwer, sich mit ihrem Körper zu beschäftigen, denn sie fühlte sich von ihm verraten. Immer wenn sie sich auf ihre körperlichen Empfindungen einließ, überkam sie ein heftiges Schamgefühl und die feste Überzeugung, nicht liebenswert zu sein. Mit etwas Übung machte Mariah jedoch eine wichtige Entdeckung: Immer wenn diese schmerzhaften Gefühle in ihr aufstiegen, legte sie die Hände auf ihr Herz und konzentrierte sich auf ihre Absicht, sich selbst zu lieben. Und immer wenn sie sich für dieses Selbstmitgefühl öffnete, das für sie völlig neu war, überkam sie eine Mischung aus Trauer und Erleichterung.

Also hörte Mariah weiterhin genau in sich hinein, wenn sie unter Schmerzen, Müdigkeit und Erschöpfung litt. Sie lernte, auf ihre körperlichen Empfindungen zu achten und sie deutlicher wahrzunehmen. Dadurch gewöhnte sie sich mit der Zeit an, sich so zu bewegen und so zu atmen, dass die Verspannungen in ihren Schultern, ihrem Nacken und im unteren Rückenbereich nachließen. Immer wenn sie sich auf ihren Körper konzentrierte, fühlte sie sich von unterdrückten negativen Emotionen befreit, und dadurch besserten sich ihre körperlichen Beschwerden vorübergehend. Zum ersten Mal in ihrem Leben begann sie, die Zukunft mit einem Gefühl der Hoffnung zu sehen.

Bewältigungsstrategie:

Somatic-Release-Übung

Bei dieser Bewältigungsstrategie löst man körperliche Verspannungen, indem man seine Aufmerksamkeit auf die Körperbereiche konzentriert, in denen Traumata normalerweise gespeichert werden. Wie bei allen Bewältigungsstrategien in diesem Buch sollten Sie sich auch an diese Übung langsam und achtsam herantasten. Denken Sie daran, dass Sie jederzeit eine Pause machen oder mit anderen Bewältigungsstrategien weitermachen können, wenn Sie sich überfordert fühlen. Sie brauchen die unten stehenden Übungsschritte nicht in einer bestimmten Reihenfolge zu machen und die beschriebenen Körperregionen sind auch nicht die einzigen, in denen Spannungen auftreten können. Am besten ist es, wenn Sie sich immer nur einem einzelnen Körperbereich widmen in dem Wissen, so oft zu dieser Übung zurückkehren zu können, wie Sie das Bedürfnis danach haben.

Dabei werden Sie die Hände auf eine bestimmte Körperpartie legen und sich darauf konzentrieren, Ihren Atem unter Ihren Händen zu spüren, um Ihre körperlichen Empfindungen in diesem Bereich besser wahrzunehmen. Konzentrieren Sie sich zunächst 1 bis 2 Minuten lang auf jede Körperregion. Wenn es Ihnen hilft, können Sie diese Zeitspanne nach und nach immer länger ausdehnen. Lassen Sie Ihre Emotionen so ungehindert wie möglich zu, während Sie in Ihr somatisches Bewusstsein hineinatmen.

Vielleicht fängt Ihr Körper an zu zittern oder zu schlottern, wenn Sie emotionale Spannungen loslassen. Dann sollten Sie Bewegungen machen, die Ihnen bei der Lösung dieser Spannungen helfen. Folgen Sie dabei einfach Ihren inneren Impulsen. Zum Beispiel könnten Sie Ihre Arme und Beine ausschütteln. Anhand der unten stehenden Übungsanleitungen können Sie sich mit ein paar häufig vorkommenden emotionalen Themen auseinandersetzen, die verschiedenen Körperregionen zugeordnet sind. Ihr eigenes Erleben kann aber durchaus von diesen Zuordnungen abweichen; also lassen Sie sich nicht zu stark von den Beschreibungen in den einzelnen Übungsschritten beeinflussen, sondern achten Sie auf Ihre eigenen Empfindungen!

Kehle, Hals und Kiefer: Verspannungen im Kehlbereich wurden vielleicht in Situationen abgespeichert, in denen Sie Ihre Wahrheit nicht ausgesprochen haben. Gibt es einen Laut, der zu dem Gefühl der Verspannung in Ihrer Kieferregion passt? Sie könnten zum Beispiel ausprobieren, wie es sich anfühlt, den Mund zu öffnen und wieder zu schließen oder die Zunge herauszustrecken. Können Sie sich jetzt eine Stimme geben?

Oberer Rücken und Schultern: Verspannungen in den Schultern oder im oberen Rückenbereich können damit zusammenhängen, dass Sie emotionale Belastungen mit sich herumschleppen oder das Gefühl haben, das ganze Gewicht der Welt auf Ihren Schultern tragen zu müssen. Wie könnte es sich anfühlen, diese Lasten loszulassen? Falls eine allzu lange To-do-Liste an Ihrem Stress schuld ist: Können Sie anerkennen, was Sie bereits geschafft haben und dass das »gut genug« ist?

Brustkorb, Herz und Lungen: Verspannungen in diesem Bereich hängen manchmal mit Gefühlen von Verlust und Trauer zusammen. Leiden Sie unter irgendwelchen Verlusten oder Verletzungen, mit denen Sie sich auseinandersetzen sollten? Können Sie so atmen, dass Ihr Körper die emotionalen Spannungen in diesem Bereich loslässt?

Bauch, Magen und Darm: Spannungen in dieser Körperregion können mit Lebensereignissen zusammenhängen, die emotional oder geistig schwer zu verdauen sind. Übelkeit oder Ekelgefühle können ein Zeichen dafür sein, dass Ihre Grenzen verletzt wurden. Achten Sie darauf, wie Ihr Körper reagiert, wenn Sie über Erlebnisse nachdenken, bei denen Sie in Gefahr oder nicht gut aufgehoben waren. Und wie fühlt sich Ihr Körper an, wenn Sie an Zeiten zurückdenken, in denen Sie sich umsorgt gefühlt haben?

Unterer Rückenbereich, Hüften oder Becken: Anhaltende Verspannungen in diesem Bereich können mit Angstgefühlen zusammenhängen. Vielleicht haben Sie das Gefühl, sich im Überlebensmodus zu befinden, oder zweifeln an Ihrer Existenzberechtigung. Wenn Sie in diese Bereiche Ihres Körpers hineinatmen, sollten Sie sich auf die Signale konzentrieren, die Sie daran erinnern, dass Sie jetzt in Sicherheit sind!

Wie geht es mir?

Nehmen Sie sich am Ende dieses Kapitels wieder ein bisschen Zeit, um in sich hineinzuhören. Konnten Sie sich mit den Patientengeschichten identifizieren? Hat irgendetwas in diesem Kapitel bei Ihnen ein ungutes

Gefühl hinterlassen? Denken Sie daran, dass Gefühle der Scham und Wertlosigkeit bei Traumaopfern häufig vorkommen! Falls während des Lesens solche Gefühle in Ihnen aufgestiegen sind, sollten Sie diese Gelegenheit nutzen, um ein bisschen Selbstfürsorge zu betreiben.

Bei der letzten Bewältigungsstrategie in diesem Kapitel geht es darum, an positive Augenblicke in Ihrem Leben zurückzudenken, in denen Sie sich geliebt oder umsorgt gefühlt haben. Das kann Ihnen bei der Überwindung von Schamgefühlen helfen.

Bewältigungsstrategie:

Erinnerung an einen Augenblick der Liebe

Legen Sie eine oder beide Hände aufs Herz. Lassen Sie Ihre Atmung langsamer werden, indem Sie mehrmals tief in den Bauch hineinatmen. Denken Sie nun an eine Zeit zurück, in der Sie sich von jemandem geliebt und in einer Beziehung sicher und geborgen gefühlt haben. Vielleicht war diese andere Person ein guter Freund, Lehrer oder Therapeut, ein Familienmitglied oder sogar ein Haustier. Wenn Sie sich eine solche Zeit ins Gedächtnis zurückrufen können, lassen Sie Ihre Erinnerungen an diesen positiven, liebevollen Augenblick allmählich immer stärker werden. Wo waren Sie damals? Wie alt waren Sie? Was haben Sie in den Augen dieses Menschen gesehen oder was haben Sie in seiner Stimme gehört? Falls es ein Haustier war: Können Sie sich noch an das sinnliche Erlebnis des Kontakts mit diesem Tier erinnern? Wie hat sich sein Fell angefühlt?

Was spüren Sie jetzt in Ihrem Körper? Nehmen Sie ein Gefühl der Wärme oder Entspannung wahr? Was empfinden Sie? Konzentrieren Sie sich wieder auf Ihre Hand, die auf Ihrem Herzen liegt. Wie fühlt sich das an? Fokussieren Sie sich weiterhin auf positive Emotionen der Liebe und Geborgenheit und lassen Sie diese Gefühle immer stärker werden. Verweilen Sie so lange dabei, wie Sie möchten.

Denken Sie daran: Immer wenn Gefühle der Scham oder Wertlosigkeit in Ihnen aufsteigen, können Sie zu dieser Erinnerung an einen liebevollen Augenblick in Ihrem Leben zurückkehren. Jedes Mal, wenn Sie in Gedanken von belastenden zu positiven Erinnerungen überwechseln, trainieren Sie Ihr Gehirn. Mit etwas Übung wird es Ihnen immer leichter gelingen, von Gefühlen der Scham und Wertlosigkeit auf Gefühle der Liebe und Geborgenheit umzuschalten.

9

UMGANG MIT EINER ÜBERIDENTIFIKATION MIT DEM TÄTER

»Meine Vergangenheit definiert mich nicht mehr«

In diesem Kapitel geht es um die komplexen inneren Konflikte, die entstehen können, wenn jemand in seiner Kindheit misshandelt oder missbraucht worden ist. Ein Langzeittrauma kann zu einer verzerrten Wahrnehmung der misshandelnden Person führen. Vielleicht idealisieren Sie Ihre Eltern, obwohl diese Ihnen in Wirklichkeit sehr wehgetan haben. Oder Sie haben das Gefühl, dass Ihr Misshandler immer noch Kontrolle über Ihr Leben ausübt. In diesem Kapitel werden Sie lernen, Grenzen aufzubauen, um eine übermäßig starke Identifikation mit Ihrem Peiniger zu überwinden.

LENORE

»Warum lässt mich meine Vergangenheit nicht los?«

»Schon bei dem Gedanken daran, nach Hause zu fahren und meine Familie zu besuchen, fühle ich mich überfordert. Einerseits möchte ich meine Eltern gern sehen. Ich vermisse sie. Aber andererseits ist mir bei solchen Besuchen immer furchtbar unwohl zumute. Denn wenn ich nach Hause fahre, muss ich auch meinen Bruder und die Freunde aus unserer Nachbarschaft wiedersehen. Keiner dieser Freunde weiß von dem Chaos, das sich bei uns zu Hause hinter verschlossenen Türen abgespielt hat. Meine Eltern haben sich oft angeschrien und mein Vater hat meinen Bruder geschlagen. Als Kind kam ich mir in solchen Situationen völlig hilflos vor; ich konnte ihn nie beschützen. Ich habe immer noch das Gefühl, dieses Geheimnis bewahren zu müssen – aber andererseits habe ich auch das Gefühl, etwas falsch gemacht zu haben! Warum lässt mich meine Vergangenheit nicht los?«

Als Lenore zu mir in die Therapie kam, schämte sie sich furchtbar für die Misshandlungen in ihrem Elternhaus. Ihren Eltern stand sie mit gemischten Gefühlen gegenüber: Sie verstand nicht, warum ihr Vater immer so liebevoll zu ihr gewesen war und ihren Bruder so schlecht behandelt hatte. Außerdem fragte sie sich, warum ihre Mutter ihren Bruder nie beschützt hatte. Und sie begriff auch nicht, warum sie niemals mit ihren Nachbarn oder Lehrern darüber gesprochen hatte, was bei ihr zu Hause los war.

In der Therapie konnte Lenore die von ihrer Kindheit herrührenden belastenden Emotionen spüren und validieren. Ihr wurde klar, dass sie sich jedes Mal verraten gefühlt hatte, wenn ihre Mutter ihren Bruder nicht in Schutz nahm. Und sie war auch wütend auf ihren Vater gewesen, weil er ihren Bruder so verletzt und ihr dadurch so große Angst eingeflößt hatte. Die schwierigste Phase ihrer Therapie machte Lenore durch, als sie erkannte, dass ein Teil von ihr diese Eltern trotzdem immer noch liebte: Das war der Persönlichkeitsanteil, der die Eltern geschützt hatte, indem er niemandem etwas von der Misshandlung ihres Bruders erzählte. Sie spürte, wie eine tiefe Traurigkeit in ihr aufstieg, als sie an die Kindheit dachte, nach der sie sich immer gesehnt und die sie nie erlebt hatte – die Kindheit, die ihr gestohlen worden war, als ihr Vater ihr Vertrauen und das ihres Bruders enttäuschte.

Als Lenore über ihre Vergangenheit trauerte, wurde ihr auch klar, dass ihr Vater den Bruder inzwischen nicht mehr misshandelte. Außerdem sah sie ein, dass sie nicht verpflichtet war, das frühere Verhalten des Vaters totzuschweigen. Daraufhin begann sie, mit ihrem Bruder offener über die Erlebnisse in ihrer gemeinsamen Kindheit zu sprechen. Sie erfuhr, dass auch er dem Vater mit gemischten Gefühlen gegenüberstand und dass er ebenfalls bei einem Therapeuten Hilfe gesucht hatte; seitdem ging es ihm besser. Auch mit ihren Eltern redete Lenore jetzt offener über ihre Wut und Enttäuschung – bis sie irgendwann sagen konnte: »Meine Vergangenheit definiert mich nicht mehr!« So schaffte sie es, ihren inneren Konflikt zu überwinden und ihre Familie zu besuchen.

Wie kommt es zur Überidentifikation mit einem Täter?

Für eine gesunde psychische Entwicklung müssen Kinder einen Prozess durchlaufen, den der Psychiater und Familientherapeut Dr. Murray Bowen als Durchsetzung der Unabhängigkeit von den Eltern beschreibt. Durch diesen Differenzierungsprozess lernt man, seine eigenen Gedanken, Gefühle und Erfahrungen von denen anderer Menschen zu unterscheiden. Im Idealfall wird das Kind auf diesem Weg in die Unabhängigkeit von liebevollen Eltern unterstützt, die sich über die Wichtigkeit dieser Entwicklungsstufe im Klaren sind. Alle Kinder stehen ihren Eltern mit gemischten Gefühlen gegenüber. Wahrscheinlich gibt es bestimmte Seiten an ihrer Mutter und ihrem Vater, die sie mögen und denen sie gern nacheifern würden; aber sicherlich haben die Eltern auch Eigenschaften, die sie nicht so positiv finden und in denen sie sich von ihnen unterscheiden möchten. Selbst unter idealen Bedingungen dauert dieser Differenzierungsprozess eine gewisse Zeit.

Warum ist Differenzierung so wichtig?

Wie Lenores Geschichte zeigt, fällt der Prozess der Differenzierung Kindern, die in ihrem Elternhaus misshandelt oder missbraucht wurden, oft besonders schwer. Kinder, bei denen der Differenzierungsprozess misslungen ist, geben sich häufig selbst die Schuld an den Konflikten und emotionalen Problemen ihrer Eltern oder Geschwister. Zum Beispiel fühlen sie sich für die häusliche Gewalt verantwortlich oder quälen sich mit ständigen Schuldgefühlen, wenn sich ein Geschwisterkind das Leben nimmt. Im Erwachsenenalter kann das zu einer enormen emotionalen Belastung werden und ihre Gefühle der Scham und des Selbsthasses noch verschlimmern.

Warum ist dieser Differenzierungsprozess oft so schwierig? Das liegt teilweise daran, dass alle Kinder einen angeborenen, biologischen Drang nach Bindung haben. Daher werden sich Kinder selbst dann an ihre Eltern binden, wenn diese sie misshandeln oder missbrauchen. Da es keine Möglichkeit gibt, dem Elternhaus zu entkommen, müssen Kinder dieses gefährliche Umfeld irgendwie erträglich gestalten. Das erfordert eine tiefe dissoziative Spaltung zwischen dem Teil ihrer selbst, der die Bindung an die Betreuungsperson aufrechterhält, und einem anderen Persönlichkeitsanteil, der sich über die Realität des Missbrauchs im Klaren ist. Oft muss das Kind diesen zweiten Teil von sich abspalten, um überleben zu können. Dissoziative Symptome halten oft bis ins Erwachsenenalter hinein an, weil Traumaopfer ihre Erinnerungen an den Missbrauch verdrängen oder nicht wahrhaben wollen.

Düstere Geheimnisse

Manchmal bedrohen oder bestechen Eltern ihre Kinder auch, damit sie den Missbrauch geheim halten. Oder die Eltern erwarten stillschweigend von ihnen, dass sie nach außen hin das Bild einer »normalen« Familie aufrechterhalten – und das spüren die Kinder. Diese komplexe Dynamik kann in verschiedenen Situationen auftreten: wenn das Kind selbst misshandelt wurde, aber auch, wenn es – wie in Lenores Fall – Zeuge von Gewalt gegen ein anderes Familienmitglied geworden ist. Und da das Überleben des Kindes von den Eltern abhängt, neigt es dazu, sich ihnen gegenüber loyal zu verhalten und zu schweigen.

Manchmal befürchten Eltern, dass das Kind den Missbrauch anderen mitteilen wird, sobald es nicht mehr so abhängig von ihnen ist. Deshalb versuchen sie, mit der Zeit vielleicht immer mehr Kontrolle über das Kind auszuüben und seine Kontakte zu Erwachsenen in ihrem näheren Umfeld einzuschränken, bei denen es Hilfe suchen könnte. Außerdem fällt es dem Kind aufgrund seines Gefühls der Machtlosigkeit und Scham vielleicht auch sehr schwer, andere Menschen um Unterstützung zu bitten. Und dadurch, dass die Eltern es zunehmend von seinem sozialen Umfeld isolieren, wird es zwangsläufig immer abhängiger von ihnen, da nur die Eltern seine Grundbedürfnisse nach Nahrung, Obdach und Kleidung erfüllen können.

Obwohl es in diesem Buch hauptsächlich um traumatische Erlebnisse im Elternhaus geht, findet nicht jeder Missbrauch oder jede Misshandlung dort statt. Auch in religiösen Organisationen oder anderen Gemeinschaftsumfeldern werden oft Kinder missbraucht; und ein Missbrauch durch einen Priester, Lehrer, Trainer oder sonstigen Mentor kann für das Kind eine ähnlich verwirrende Dynamik haben. Denn solche Täter bemühen sich oft sehr um die Kinder, und dann werden diese emotional abhängig von ihnen, weil sie Lob, Aufmerksamkeit, Führung und Hilfestellung brauchen. Ein solches Kind möchte den Erwachsenen, der es so liebevoll umsorgt, vielleicht nicht enttäuschen und wird den Missbrauch daher lieber totschweigen.

Stockholm-Syndrom und Traumabindung

Menschen, die als Kinder missbraucht wurden, fühlen sich oft auch im Erwachsenenalter immer noch an den Täter gebunden. Das bezeichnet man als *Stockholm-Syndrom* – einen Zustand, bei dem Geiseln Loyalität gegenüber ihren Geiselnehmern entwickeln und sie selbst nach ihrer Freilassung verteidigen. Das Stockholm-Syndrom tritt häufig bei Opfern von lang andauerndem Kindesmissbrauch auf. Oft neigen die Kinder dann dazu, die negativen Auswirkungen des Missbrauchs zu leugnen oder zu verharmlosen. Zum Beispiel bringen sie dem Täter liebevolle Gefühle entgegen und richten ihre Scham und ihre Selbstvorwürfe gegen sich selbst. Das sind Anzeichen dafür, dass das Kind die Situation verzerrt wahrnimmt und sich selbst die Schuld an dem Missbrauch gibt.

Missbrauch oder Misshandlung in der Kindheit kann zu einer Traumabindung führen, bei der das Kind aus Angst eine Bindung an den Täter entwickelt. Diese Dynamik kann sich auch im Erwachsenenalter reaktivieren, und zwar normalerweise dann, wenn Sie mit diesem Erlebnis innerlich nicht richtig abschließen konnten: Dann aktivieren Sie Ihre schmerzhaften Gefühle immer wieder aufs Neue in der Hoffnung, eine neue, befriedigendere Lösung zu finden; doch wenn Sie keine geeignete Unterstützung zur Bewältigung Ihres Traumas finden, wiederholen Sie die Verhaltensweisen, die Ihnen seelischen Schmerz bereiten, womöglich nur immer wieder. Dieses sogenannte Reenactment führt oft zu selbstschädigendem Verhalten und dazu, dass sich Missbrauchsbeziehungen auch im Erwachsenenalter weiter fortsetzen. Wenn Sie den Missbrauch aus Ihrer Vergangenheit beispielsweise nicht wahrhaben wollen oder können, übersehen Sie vielleicht auch missbräuchliche Verhaltensweisen bei erwachsenen Liebespartnern. Und wenn Sie diese Warnsignale ignorieren, kann das dazu führen, dass sich die negative Dynamik aus Ihrer Vergangenheit in Ihren heutigen Beziehungen in einer schmerzhaften Endlosschleife wiederholt.

Außerdem kann diese verzerrte Wahrnehmung zu verwirrenden Gedanken und Gefühlen im Hinblick auf Ihre Vergangenheit und die Rolle führen, die Sie darin gespielt haben: Vielleicht identifizieren Sie sich zu stark mit dem Täter, und das führt dazu, dass Sie sehr kritisch oder aggressiv mit sich selbst umgehen. Oder Sie haben das Gefühl, dass der Misshandler immer noch Kontrolle über Ihr Leben ausübt. Vielleicht verstricken Sie sich auch in zwanghafte Rachegedanken, wissen nicht so recht, ob Sie eine Beziehung zu einem Elternteil aufrechterhalten sollen, der Sie misshandelt hat, oder leiden unter Schuldgefühlen, wenn Sie ihm Grenzen aufzeigen.

Ein gesundes Selbst entwickeln

Der wichtigste Schritt zur Überwindung einer Überidentifikation mit jemandem, der Sie misshandelt hat, ist Abgrenzung. Ohne gesundes Identitätsgefühl machen Sie sich vielleicht zu große Sorgen darüber, ob Ihre Mitmenschen Sie auch anerkennen und akzeptieren, und haben Angst vor Ablehnung oder Konflikten. Oder Sie geben sich allzu große Mühe, den Bedürfnissen anderer Menschen gerecht zu werden oder ihnen zu gefallen. Bei einem gelungenen Differenzierungsprozess ist man weniger anfällig dafür, manipuliert oder beherrscht zu werden. Um diese Differenzierung zu bewirken, müssen Sie sich zunächst einmal über Ihre Grenzen klar werden. Dadurch können Sie auch leichter durchschauen, dass Ihr innerer Kritiker oder Ihr Hang zur Selbstverletzung Verinnerlichungen der Menschen sind, die Sie früher missbraucht oder misshandelt haben; und dann können Sie diesen destruktiven Teilen Ihrer Persönlichkeit Grenzen setzen.

Sobald Sie sich erfolgreich von einer misshandelnden Person abgegrenzt haben, können Sie als Nächstes entscheiden, ob Sie den Kontakt zu diesem Menschen völlig abbrechen wollen – entweder weil er Sie unverzeihlich grausam behandelt hat oder weil er Sie immer noch manipuliert oder misshandelt. Sollten Sie beschließen, eine Beziehung zu jemandem aufrechtzuerhalten, der Sie früher einmal schlecht behandelt hat, wird der Kontakt mit dieser Person für Sie sehr viel einfacher und weniger beängstigend, wenn Sie ihr Grenzen setzen.

Nach Meinung der Traumaexpertin und Buchautorin Dr. Judith Herman geht die Überwindung der Überidentifikation mit einem Misshandler mit einem Trauerprozess einher, bei dem Sie sich mit der schmerzhaften Dynamik in Ihrer Herkunftsfamilie auseinandersetzen müssen. Wenn Sie Ihre kindliche Sehnsucht danach überwinden, umsorgt zu werden, können Sie ein stärkeres Verantwortungsgefühl für Ihr jetziges Leben entwickeln, indem Sie sich über Ihre Werte klar werden und Ihre Grenzen stärken. Wenn Sie wissen, was Ihnen wichtig ist, können Sie sich besser für die Erfüllung Ihrer Bedürfnisse einsetzen und auf die Erreichung Ihrer Lebensziele konzentrieren.

Start in den Selbstheilungsprozess

Nun werden Sie Sam und Ayanna kennenlernen und erfahren, wie sich der Missbrauch in ihrer Kindheit auf ihr späteres Leben ausgewirkt hat. Die Bewältigungsstrategien, die ich anschließend beschreibe, sollen Ihnen helfen, eine Überidentifikation mit Ihrem Peiniger zu überwinden. Die Erinnerungen an Ihre Misshandlung können sich sehr negativ auf

Ihr Denken und Verhalten auswirken. Aber denken Sie daran: Ihre Vergangenheit muss nicht unbedingt Ihre Zukunft bestimmen! Die Arbeit mit diesem Buch soll Ihnen helfen, Verantwortung für Ihr Leben zu übernehmen. Deshalb möchte ich Sie an dieser Stelle nochmals daran erinnern, dass der Heilungsprozess Zeit braucht und dass Sie dafür viel Geduld mit sich selbst – und vielleicht auch einen vertrauenswürdigen Therapeuten – brauchen.

SAM

»Irgendwie habe ich das Gefühl, dass der Mann, der mich missbraucht hat, immer noch in mir weiterlebt«

»Vor meinem inneren Auge spielen sich immer noch Szenen aus der Zeit ab, als mein Fußballtrainer mich manipuliert und missbraucht hat. Den größten Teil meines Lebens bin ich mir schmutzig vorgekommen und habe geglaubt, selbst an seinem Verhalten schuld zu sein. Und das Schlimmste ist, wie ich jetzt mit mir umgehe. Irgendwie habe ich das Gefühl, dass der Mann, der mich missbraucht hat, immer noch in mir weiterlebt.«

Sam kam mit furchtbaren Schamgefühlen in die Therapie. Anfangs fiel es ihm schwer, über seine Vergangenheit zu sprechen. Doch mit der Zeit fühlte er sich in der Therapie gut aufgehoben und konnte sich innerlich öffnen. Ich erfuhr, dass er von seinem Fußballtrainer sexuell missbraucht worden war. Am Anfang war dieser Mann übermäßig freundlich zu ihm gewesen. Er schickte seiner ganzen Familie Geschenke und lud Sam immer öfter dazu ein, sich die großen Spiele bei ihm zu Hause anzuschauen. Sam erzählte, dass seine ganze Familie zu diesem Trainer Vertrauen gehabt habe; daher war er ziemlich verwirrt, als der Mann anfing, ihn unsittlich zu berühren. Er vertraute mir an, dass er manchmal ganz gern das Gefühl habe, etwas Besonderes zu sein. Sein Trainer redete ihm ein, er sei ein besserer Spieler als die anderen Jungs in seinem Team, und versprach, ihn zu seinem Starspieler zu machen; aber er drohte auch, ihn aus der Mannschaft auszuschließen, falls er irgendjemandem von ihrer »besonderen Beziehung« zueinander erzählen sollte.

Sams Trainer verstarb ein paar Jahre, bevor er zu mir in die Therapie kam. Seine komplexen Gefühle der Scham, Wut und Verwirrung verfolgten ihn aber trotzdem immer noch: Er hasste nicht nur seinen Trainer wegen des Missbrauchs, sondern auch sich selbst, weil er sich nicht dagegen gewehrt hatte. Sam schwankte zwischen Rachefantasien gegen seinen Trainer und Gefühlen lähmender Scham hin und her. Manchmal ritzte er sich sogar, wenn sein Schamgefühl oder sein Selbsthass zu stark wurde.

In der Therapie sollte Sam darüber nachdenken, was er seinem Trainer gern gesagt hätte. Er führte ein imaginäres Gespräch mit ihm, in dem er die Gedanken und Gefühle zum Ausdruck brachte, die er nie hatte aussprechen können, als dieser Mann noch am Leben gewesen war. Zwischen unseren Sitzungen führte er Tagebuch, um die komplexen, schmerzhaften Gefühle zu verarbeiten, die dieses Missbrauchserlebnis immer noch in ihm hervorrief. Außerdem wurde er sich über seine eigene Resilienz klar, die der Trainer ihm nicht hatte nehmen können.

Durch unsere Zusammenarbeit in der Therapie erkannte Sam, dass sein selbstverletzendes Verhalten ein Reenactment dieses Missbrauchs war. Mit der Zeit ließ sein Drang, sich zu ritzen, nach. Sam hatte viele Jahre lang versucht, seinen sinnlosen Erlebnissen einen Sinn zu geben. Letztendlich musste er einer schmerzhaften Wahrheit ins Auge sehen: dass er an seiner Vergangenheit nichts mehr ändern konnte, auch wenn er es noch so sehr versuchte. Doch von nun an konnte er innerlich weiterkommen und sein Leben selbst in die Hand nehmen.

Bewältigungsstrategie:

Ihre Wahrheit sagen

Für ein Kind ist es schwierig, sich in einer Familie, in der es misshandelt oder missbraucht wird, Gehör zu verschaffen. Doch nun, als Erwachsener, dürfen Sie über diese schmerzliche Wahrheit sprechen. In dieser Übung werden Sie sich mit unausgesprochenen Gedanken und Gefühlen oder unerledigten Angelegenheiten aus Ihrer Kindheit beschäftigen. Regelmäßiges Tagebuchführen kann ein sehr guter, angstfreier Einstieg in diesen Heilungsprozess sein, vor allem, wenn Sie sich nicht trauen, mit anderen Menschen über Ihre traumatische Vergangenheit zu sprechen. Es kann auch sinnvoll sein, Ihre Texte zu den Therapiesitzungen mitzubringen.

Nehmen Sie sich Zeit zum Nachdenken – egal ob Sie das in Ihrem Tagebuch, in einem Video, einer Tonaufnahme oder mithilfe eines selbstgeschaffenen Kunstwerks tun. Überlegen Sie, was Sie Ihrem Peiniger gern gesagt hätten. Lassen Sie sich dabei von den unten stehenden Anregungen inspirieren. Dabei geht es nicht nur um die schmerzhaften Auswirkungen Ihres Traumas, sondern auch darum, über Ihre besonderen Stärken nachzudenken. Denken Sie daran, dass Sie diese Übung in kleinere Etappen unterteilen oder sie auch ganz überspringen können, falls Sie sich damit überfordert fühlen.

- Als du mir in meiner Kindheit wehtatest, habe ich mich … gefühlt.
- Das Schlimmste, was du gesagt oder getan hast, war …

- Am meisten Angst hatte ich vor …
- Dieser Missbrauch / diese Misshandlung hatte bei mir folgende körperliche Auswirkungen: …
- Dieser Missbrauch / diese Misshandlung hat sich folgendermaßen auf meine anderen Beziehungen ausgewirkt: …
- Was ich dir damals gerne gesagt hätte, aber nie gesagt habe, ist …
- Was du mir niemals nehmen konntest, ist …
- Ich weiß, dass ich stark bin, weil …
- Was du jetzt über mich wissen sollst, ist …

AYANNA

»Ich quälte mich mit dem Gedanken, etwas falsch gemacht zu haben«

»Er sagte, ich sei etwas ganz Besonderes für ihn; aber was er mir angetan hat, war unverzeihlich. Viele Jahre lang quälte ich mich mit dem Gedanken, etwas falsch gemacht zu haben. Erst jetzt wird mir klar, dass er derjenige war, der einen Fehler begangen hat.«

In der Therapie erzählte Ayanna mir, wie sie als Kind von ihrem Vater sexuell missbraucht wurde. Anfangs quälte sie sich immer noch mit der Überzeugung, selbst für diesen Missbrauch verantwortlich zu sein. Sie gab sich die Schuld an allem, was passiert war, weil sie nicht Nein gesagt und auch niemandem davon erzählt hatte, obwohl sie wusste, dass das Verhalten ihres Vaters nicht richtig war.

Durch die Therapie wurde sich Ayanna über vieles klar: Ihre Scham und ihre Selbstvorwürfe waren ein Zeichen dafür, dass sie diesen Missbrauch aus einer verzerrten Perspektive betrachtete. Jahrelang hatte sie geglaubt, ihr Vater könne ihre Gedanken lesen und werde es sofort merken, wenn sie jemandem davon erzählte. Jetzt konnte sie sich eingestehen, dass das eine kindliche Fantasievorstellung gewesen war, die sie gebraucht hatte, um zu überleben, weil sie sonst nirgends Hilfe suchen konnte. Im Lauf der Therapie begriff Ayanna, dass sie damals schließlich noch klein gewesen war. Sie konnte nicht Nein sagen oder den Missbrauch abstellen, weil sie dazu viel zu große Angst hatte und sich völlig machtlos fühlte. Aber jetzt, als Erwachsene, konnte sie andere Entscheidungen treffen. Sie begann, Mitgefühl für das kleine Mädchen zu empfinden, das sie damals gewesen war, und sich klar zu machen, dass das alles nicht ihre Schuld war – und auch nie ihre Schuld gewesen war.

Bewältigungsstrategie:

Die Verantwortung zurückgeben

Bei dieser Bewältigungsstrategie werden Sie sich vor Augen halten, dass Sie damals noch ein Kind waren, und die Verantwortung für Ihren Missbrauch an den Täter zurückgeben. Falls Sie sich durch dieses heikle Thema getriggert fühlen, sollten Sie diesen Teil des Buches vielleicht lieber zu Ihrem Therapeuten mitnehmen. Gehen Sie die unten stehenden Anregungen durch und notieren Sie sich Ihre Antworten darauf:

- Denken Sie darüber nach, inwiefern Sie sich für den Missbrauch in Ihrer Kindheit verantwortlich gefühlt oder geschämt haben.

Vielleicht geben Sie sich selbst die Schuld daran, weil Sie nicht Nein gesagt und es niemandem erzählt haben, weil Sie es immer wieder geschehen ließen oder weil Ihr Körper sexuell darauf reagiert hat.

- Machen Sie sich klar, dass unser Körper biologisch darauf programmiert ist, auf bestimmte Berührungen zu reagieren – auch in Missbrauchssituationen. Diese Tatsache stürzt viele Menschen, die missbraucht worden sind, in Verwirrung. Doch wenn Sie auf diesen Missbrauch rein körperlich reagiert haben, bedeutet das noch lange nicht, dass Sie damit einverstanden waren, und so etwas ist auch keine Einladung zu sexuellen Berührungen.
- Halten Sie sich vor Augen, dass Sie damals schließlich noch ein Kind waren und dass alle Kinder von ihren Eltern abhängig sind.
- Denken Sie in aller Ruhe darüber nach, warum ein Kind niemals die Schuld an sexuellem Missbrauch trägt. Vielleicht konnten Sie sich nicht wehren, hatten Angst, sonst vielleicht umgebracht zu werden, oder glaubten, ein »braves« Kind zu sein, wenn Sie alles taten, was man Ihnen sagte.
- Atmen Sie ein paarmal tief durch und empfinden Sie Mitgefühl mit sich selbst und Ihren schmerzhaften Kindheitserlebnissen. Lassen Sie die Gefühle der Trauer oder des Verlusts, die dabei in Ihnen aufsteigen, zu.

Wie geht es mir?

Dieses Kapitel wollte Ihnen ein Verständnis dafür vermitteln, warum Sie den Menschen, der Sie missbraucht oder misshandelt hat, vielleicht verzerrt wahrnehmen. Abgrenzung kann zu einer Stärkung Ihres Selbstgefühls beitragen; trotzdem ist es normal, dass dieser Prozess der Heilung von einer Überidentifikation mit einem Täter mit Gefühlen der Trauer und des Verlusts einhergeht. Nehmen Sie sich nun wieder etwas Zeit zum Nachdenken. Konnten Sie sich mit den Patientengeschichten in diesem Kapitel identifizieren? Hat irgendetwas Sie innerlich stark berührt oder aufgewühlt? Falls ja, denken Sie daran, dass Sie jederzeit zu den anderen Bewältigungsstrategien zurückkehren können, die Sie in diesem Buch kennengelernt haben. Am Schluss dieses Kapitels möchte ich Ihnen noch eine weitere Übung vorstellen, die Ihnen dabei helfen soll, in Ihren Beziehungen zu anderen Menschen Grenzen zu ziehen und diese dann auch durchzusetzen.

Bewältigungsstrategie: Grenzen durchsetzen

Bei dieser Bewältigungsstrategie geht es darum, Grenzen aufzubauen. Das wird Ihnen helfen, sich als von anderen Menschen getrenntes Wesen wahrzunehmen und zu behaupten. Dieses Gefühl des Getrenntseins ist ein wichtiger Bestandteil jeder gesunden Abgrenzung. Dadurch können Sie auch Ihrem inneren Kritiker oder Ihrem selbstschädigenden Verhalten Grenzen setzen.

Doch dazu müssen Sie sich und Ihre Grenzen zunächst einmal kennenlernen. Sind Sie im Umgang mit anderen Menschen bereit, unhöfliches oder aggressives Verhalten zu akzeptieren? Woran merken Sie es, wenn jemand Ihre Grenzen überschreitet? Wie fühlen Sie sich, wenn jemand Sie respektlos behandelt? Und wie ist Ihnen zumute, wenn Sie aggressiv oder respektlos *mit sich selbst* umgehen? Um gesunde Grenzen durchsetzen zu können, ist es aber auch wichtig, Ihre Werte kennenzulernen. Also denken Sie einmal über dieses Thema nach. Wie fühlen Sie sich, wenn Sie oder jemand anderes sich in einer Weise verhält, die nicht Ihren Werten entspricht?

In der unten stehenden Liste finden Sie ein paar Aussagen, die für gesunde Grenzen stehen. Achten Sie darauf, wie Sie sich beim Lesen dieser Sätze fühlen. Vielleicht möchten Sie auch darüber nachdenken, wie Sie diese Prinzipien in Ihrem Leben verwirklichen könnten, um sich und anderen Menschen gegenüber gesunde Grenzen zu ziehen.

- Ich kann Nein sagen, auch wenn das jemand anderem nicht gefällt.
- Ich kann meine Meinung ändern, auch wenn ich dadurch jemanden enttäusche.
- Es ist nicht in Ordnung, wenn mich jemand demütigt.
- Ich habe das Recht, um mehr Informationen zu bitten, wenn ich mir über irgendetwas im Unklaren bin.
- Es ist okay, jemandem zu sagen, dass es mir nicht gefällt, wie er oder sie mit mir redet.
- Ich kann das Zimmer verlassen, wenn mich jemand anschreit.
- Ich kann Beziehungen beenden, in denen ich verletzt werde.
- Ich darf mir selbst sagen, dass ich aufhören soll, so kritisch oder verletzend mit mir umzugehen.

10

ÜBERWINDUNG VON GEFÜHLEN DER HOFFNUNGSLOSIGKEIT UND VERZWEIFLUNG

»Endlich habe ich mein Leben im Griff«

Zu den größten Schäden, die ein Langzeittrauma verursachen kann, gehören seine negativen Auswirkungen auf Ihren Blick in die Zukunft. Vielleicht verspüren Sie ein drückendes Gefühl der Verzweiflung, das Sie völlig beherrscht, sodass Sie gar keine Hoffnung mehr auf eine positive Zukunft haben. Da es sich bei Kindesmisshandlung und -vernachlässigung um Beziehungstraumata handelt, haben Sie vielleicht den Glauben an die Vertrauenswürdigkeit oder Güte anderer Menschen verloren. Wenn Sie solche Symptome einer K-PTBS bei sich beobachten, sollten Sie sich klarmachen, dass Sie damit nicht allein sind. Sie können Ihr erdrückendes Gefühl der Hoffnungslosigkeit und Verzweiflung überwinden, indem Sie den seelischen Schmerz Ihrer traumatischen Vergangenheit aufarbeiten und Ihrem Leben wieder einen Sinn und ein Ziel geben.

DARRYL

»Ich kann mir beim besten Willen keine lebenswerte Zukunft vorstellen«

»Ich wünschte, ich könnte einen Sinn und ein Ziel in meinem Leben erkennen. Doch meistens habe ich das Gefühl, ein rein mechanisches Programm abzuspulen: Ich wache morgens auf, ziehe mich an, esse etwas und gehe zur Arbeit. Aber was hat das alles für einen Sinn? Alles, was ich tue, fühlt sich wie eine lästige Pflicht an. Ich sehe keine Richtung in meinem Leben. Ich kann mir beim besten Willen keine lebenswerte Zukunft vorstellen.«

Darryl kam zu mir in die Therapie, weil er auf der Suche nach einer Richtung und einem Sinn in seinem Leben war. Als ich ihn nach seiner Kindheit fragte, erfuhr ich, dass er von seinen Eltern emotional sehr stark vernachlässigt worden war. Die Eltern waren beide drogenabhängig und oft entweder nicht zu Hause oder »high« gewesen. Dadurch hatte Darryl ein doppeltes Trauma erlitten: Er musste nicht nur ihre Sucht miterleben, sondern wurde auch immer wieder für längere Zeit allein gelassen. In seiner Kindheit fehlte es an emotionaler und seelischer Bindung. Mit der Zeit wurde ihm klar, dass er sich quasi selbst großziehen musste, um zu überleben. Darryl hatte gelernt, seine eigenen emotionalen Bedürfnisse zu ignorieren. Jetzt, als Erwachsener, fühlte er sich nach wie vor von seinen Gefühlen abgeschnitten. Daher hatte sein Leben nur wenig Sinn oder Tiefe.

Die Therapie bot Darryl ein Umfeld, in dem er sich damit auseinandersetzen konnte, wie wenig sich seine Eltern in seiner Kindheit um seine Gedanken und Gefühle gekümmert hatten. Ihm wurde klar, wie hoffnungslos ihm das Leben als Kind vorgekommen war: Er hatte das Gefühl, dass es völlig unwichtig war, was er tat; und dieses Gefühl der Verzweiflung projizierte er auch in seine Zukunft hinein. Doch mit der Zeit gelang es ihm immer besser, seine Gefühle zu validieren, und ihm fiel auf, dass er sich innerlich nicht mehr so »flach« fühlte. Letztendlich begriff Darryl, dass er die Verantwortung für sein Leben übernehmen musste. Die Kindheit, die ihm gestohlen worden war, konnte er sich nicht mehr zurückholen; aber wenigstens konnte er sagen: »Jetzt habe ich mein Leben im Griff!«

Wie kommt es zu dem Gefühl der Sinnlosigkeit und Hoffnungslosigkeit?

Genau wie Darryl leiden viele Kindheitstraumaopfer an einer tiefen existenziellen Einsamkeit oder Verzweiflung. Teilweise sind diese Gefühle auf die Sinnlosigkeit von Kindesmisshandlung und -vernachlässigung zurückzuführen. Eine K-PTBS kann sich negativ auf Ihre »Sinnsysteme« – also auf Ihre Vorstellung von sich selbst, Ihren Beziehungen, der Welt und Ihrer Zukunft – auswirken. Vielleicht glauben Sie, einen dauerhaften seelischen Schaden davongetragen zu haben, oder halten sich für außerstande, die Hindernisse in Ihrem Leben zu überwinden. Vielleicht zweifeln Sie daran, dass andere Menschen sich freundlich oder großzügig verhalten können, oder Sie bezweifeln, dass es in dieser Welt überhaupt irgendetwas Gutes gibt. Möglicherweise empfinden Sie große Verzweiflung über den Zustand der Welt. Bei solchen Gefühlen fällt es einem natürlich schwer, einen Sinn oder eine Bedeutung in seinem Leben zu erkennen oder mit Hoffnung in die Zukunft zu blicken.

Man kann nur dann Hoffnung haben, wenn man weiß, dass man mit dem, was man tut, auch wirklich etwas Sinnvolles für sein eigenes Leben bewirken kann. Als Kind haben Sie vielleicht zunächst versucht, Ihre eigene Lage und die Situation Ihrer Familie zu verbessern, und sich bemüht, das Leid Ihrer Eltern zu lindern. Aber andererseits hatten Sie vielleicht auch das Gefühl: Egal was ich tue – es bringt ja doch nichts. Oft verliert ein Mensch die Hoffnung, wenn er glaubt, keine Handlungsoptionen mehr zu haben und nichts an seiner Situation ändern zu können. Vielleicht hat sich dadurch ein unüberwindliches Gefühl der Enttäuschung oder völligen Niederlage in Ihnen angestaut.

Diese Verzweiflung fordert einen hohen Preis: Denn dadurch verliert man seine Vitalität und Lebensfreude. Vielleicht haben Sie jetzt eine negative Meinung von sich selbst oder fühlen sich nicht in der Lage, das Leben zu führen, das Sie sich wünschen. Anhaltende Ohnmachtsgefühle können Ihnen den Eindruck vermitteln, dass alles, was Sie tun, sinnlos ist. Dann fragen Sie sich vielleicht, welchen Sinn es überhaupt hat, gesund zu werden, oder zweifeln an der Möglichkeit einer Heilung. Oder Sie sind mit der Zeit verbittert oder zynisch geworden. Es ist wichtig, sich vor Augen zu halten, dass es sich bei diesen Gefühlen lediglich um Symptome handelt; sie sind keine Zeichen dafür, dass Sie versagt haben. Diese Emotionen sind durch die traumatischen Ereignisse in Ihrer Vergangenheit entstanden. Und was am allerwichtigsten ist: Diese Ereignisse brauchen nicht Ihre Zukunft zu bestimmen.

Hoffnungslosigkeit und Verzweiflung können sich wie schwere Gewichte anfühlen, die Sie in Ihrem Körper und Ihrer Seele mit sich herumschleppen. Um Ihr Trauma bewältigen zu können, müssen Sie Ihrem Schmerz ins Auge sehen und die Last dieses Gewichts wahrnehmen. Vielleicht wird es nie genügend ausgleichende Gerechtigkeit geben, um das Unrecht, das Ihre Eltern begangen haben, wiedergutzumachen. Vielleicht werden die Menschen, die Sie verletzt haben, Ihren Schmerz niemals richtig akzeptieren und nachvollziehen können. Und wenn Sie sich mit unverarbeiteten Ressentiments oder Enttäuschungsgefühlen auseinandersetzen, versinken Sie vielleicht in einem Gefühl tiefer Traurigkeit.

Denken Sie daran, dass Sie Ihr Trauma nicht allein überwinden müssen. Es kann sehr hilfreich sein, sich dabei von einem anderen Menschen – beispielsweise einem vertrauenswürdigen Therapeuten – helfen und begleiten zu lassen. Wenn Sie diesem Menschen Ihr Leid anvertrauen und ihm erlauben, zusammen mit Ihnen in dieser Dunkelheit zu stehen, können Sie beide lernen, sich dem Licht zuzuwenden. Vor allem Gefühle der Hoffnungslosigkeit und Verzweiflung lassen sich durch bedingungslose Akzeptanz und Mitgefühl lindern. Vielleicht wissen Sie nicht so recht, ob Sie in einer Welt, die Sie betrogen hat, überhaupt noch jemandem Ihr Herz öffnen sollen; aber jedes Mal, wenn Sie das Geschenk der Güte und Freundlichkeit eines anderen Menschen annehmen, kann Ihnen das den Glauben an die Menschheit zurückgeben. Vielleicht gelingt es Ihnen dann auch, mehr Selbstakzeptanz zu entwickeln.

Das Nachdenken über den Sinn und Zweck Ihres Lebens ist ein weiterer Schlüssel zur Überwindung von Gefühlen der Hoffnungslosigkeit und Verzweiflung. Halten Sie sich einmal in aller Ruhe vor Augen, wie sehr Sie durch die schmerzhaften Ereignisse Ihrer Vergangenheit innerlich gewachsen sind. Vielleicht haben Sie durch dieses Leid Mitgefühl für andere Menschen entwickelt oder Ihr Schmerz hat Sie zu einem kreativen Selbstausdruck inspiriert. Jeder Mensch findet andere Wege, seinem Trauma einen Sinn zu geben; niemand außer Ihnen kann diese tiefgründigen existenziellen Fragen so beantworten wie Sie.

Um Ihrem Leid einen Sinn zu geben, müssen Sie hier und jetzt die Verantwortung für Ihr Leben übernehmen, indem Sie sich mit Ihrem Denken und Handeln auseinandersetzen. Vielleicht fällt Ihnen dann zum Beispiel auf, dass Sie Ihr Leben und Ihre Zukunft mit ziemlich pessimistischen Augen betrachten. Wenn das so ist, können Sie sich bewusst um positive, liebevolle Gedanken über sich oder andere Menschen bemühen. Aber bleiben Sie dabei stets realistisch! Wenn Sie eine traumatische Vergangenheit haben, wissen Sie, dass die Welt auch manchmal gefährlich ist und einen verletzen kann. Natürlich sollten Sie nicht davon ausgehen, dass alle Situationen gefährlich sind, weil Sie das zu sehr in Ihren Handlungsmöglichkeiten einschränken würde; aber es ist ebenso unrealistisch, sich einzureden, dass diese Welt immer ein sicherer Ort ist und alle Menschen freundlich sind. Sie können sich jedoch dafür entscheiden, nur mit solchen Menschen Kontakt zu pflegen, die in ihrem Leben kluge Entscheidungen treffen und Sie respektvoll behandeln. Und Sie können die innere Kraft in sich spüren, die Sie brauchen, um Ihrer Zukunft eine positive Richtung zu geben.

Vielleicht werden Sie feststellen, dass Ihre Fähigkeit zu dauerhaften positiven Gedanken oder Gefühlen ziemlich begrenzt ist. Das ist genauso wie bei einem Menschen, der eine Hungersnot durchlitten hat: So jemandem würde schlecht werden, wenn er anschließend zu einem Festmahl geht und so viel Essen in sich hineinstopft, wie er kann. Stattdessen muss er schrittweise mit dem Verzehr einfacher Nahrungsmittel beginnen und sich dann langsam an opulentere, nahrhaftere Mahlzeiten heranwagen. Ebenso langsam müssen Sie beim Aufbau Ihrer Toleranz für positive, liebevolle Gefühle vorgehen. Mit ein bisschen Zeit und Übung wird es Ihnen gelingen, mehr Spannung, Freude und Vitalität in Ihr Leben hineinzubringen.

Start in den Selbstheilungsprozess

In diesem Abschnitt wollen wir uns anhand der Geschichten von Adam und Charlotte näher mit dem Gefühl der Hoffnungslosigkeit und Verzweiflung bei Traumaopfern befassen. Bei den Bewältigungsstrategien in diesem Kapitel geht es um Ihre Stärken und Ihre Einstellung zum Sinn des Lebens. Charlottes Geschichte erinnert daran, dass die Heilung von einer K-PTBS oft Zeit braucht und dass die Symptome manchmal wieder auftreten können, auch wenn man schon einige Zeit an der Bewältigung seines Traumas gearbeitet hat. Wenn Sie Charlottes Geschichte nachempfinden können, sollten Sie sanft und liebevoll mit sich selbst umgehen, denn oft verläuft der Heilungsprozess nicht linear. Aus der Sicht mancher Menschen vollzieht er sich in mehreren Schichten, so wie man nach und nach die verschiedenen Häutchen einer Zwiebel abschält, wodurch allmählich die tieferen Bereiche der eigenen Persönlichkeit zum Vorschein kommen. Vielleicht könnte man diesen Vorgang auch mit einer Artischocke vergleichen – um Sie daran zu erinnern, dass sich in Ihrem Zentrum stets ein Herz befindet.

ADAM

»Es tut mir einfach zu weh, Ziele zu haben«

»Es tut mir einfach viel zu weh, mir Ziele zu setzen. Als Kind wurde mir immer alles, was ich gerne gehabt hätte, weggenommen. Also habe ich einfach irgendwann aufgehört, mir etwas zu wünschen; und auch heute sehe ich immer noch keinen Sinn darin. Es ist ganz egal, was ich tue – es ändert sich ja doch nichts.«

Als Adam zu mir in die Therapie kam, sprachen wir über seine Behandlungsziele. Bei dem Wort »Ziele« zuckte er zusammen und erklärte, dass ihm schon allein der Gedanke, mit mir über seine Hoffnungen und Sehnsüchte zu sprechen, viel zu wehtue. Als wir uns mit seiner Kindheitsgeschichte auseinandersetzten, beschrieb Adam seine Mutter und seinen Vater als böse und rachsüchtig. Er erinnerte sich daran, wie er sich manchmal als Kind für irgendetwas begeistert hatte und dadurch zur Zielscheibe ihrer Grausamkeit geworden war. Da wurde mir klar, dass dieser Mann als Kind nur sehr wenig Kontrolle über sein Leben gehabt hatte.

Auch als Erwachsener führte Adam ein Leben voller Einschränkungen. Er hatte eine kleine Wohnung und kaum Möbel oder materiellen Besitz. Sein Kühlschrank war oft leer. Immer wenn es irgendetwas Positives in seinem Leben gab, hatte er das Gefühl, es schnell verbrauchen zu müssen, bevor es ihm wieder weggenommen wurde. Er schlang sein Essen hastig hinunter, ohne es zu genießen. Sein Geld gab er sofort wieder aus, ohne auf irgendetwas zu sparen, was er sich wünschte.

Doch in der Therapie begann Adam, nach und nach Hoffnung zu schöpfen und die Möglichkeit ins Auge zu fassen, dass sich sein Leben vielleicht doch noch zum Besseren wenden könnte. Er hatte so lange ein entbehrungsreiches Leben voller Einschränkungen geführt. Als er sich dann schließlich mit dem Kummer und Schmerz seiner Kindheit auseinandersetzte, wurde ihm klar, dass seine Toleranz für positive Emotionen sehr begrenzt war und dass er seine positiven Gefühle stets von sich weggeschoben hatte – genau wie seine Eltern es in seiner Kindheit getan hatten.

Eines Tages forderte ich Adam auf, sich vorzustellen, wie es wohl wäre, wenn er gerade ein besonderes Geschenk erhalten hätte. Daraufhin erzählte er mir, dass er sich als Kind immer einen jungen Hund gewünscht hatte, und spürte, wie ihm die Tränen kamen. Wir wussten beide, dass seine kritische innere Stimme ihm jetzt gleich sagen würde, ein solches Geschenk habe er nicht verdient; doch ich bat ihn, sich stattdessen einen anderen Satz zu überlegen. Daraufhin sagte Adam: »Ich habe es verdient, glücklich zu sein. Das kann mir jetzt niemand mehr nehmen!« Ein paar Monate später berichtete mir Adam, dass er sich einen Hund angeschafft hatte. Jetzt drehte sich sein Leben darum, mit seinem kleinen Freund spazieren zu gehen, ihn zu füttern und zu versorgen. Zum ersten Mal empfand er sein Leben als sinnvoll.

Bewältigungsstrategie:

Positive Emotionen verstärken

Normalerweise sind Menschen aufs Überleben programmiert; deshalb neigen wir alle dazu, stärker auf beunruhigende als auf positive Erlebnisse zu achten. Doch wenn Sie ein Kindheitstrauma erlitten haben, ist diese Neigung, Ihr Umfeld nach Bedrohungen abzusuchen, besonders stark. Schließlich haben Sie diese Fähigkeit, Ihre Umgebung mit Argusaugen zu beobachten, als Kind dringend gebraucht, um sich zu schützen. Natürlich ist es wichtig, sich mit dem seelischen Schmerz Ihrer Vergangenheit auseinanderzusetzen, doch als Ausgleich zu diesem Überlebensmechanismus, der Sie dazu anspornt, auf alles Negative zu achten, können Sie lernen, Ihre Aufmerksamkeit auch auf positive Emotionen und Erinnerungen zu richten.

Bei der nun folgenden Bewältigungsstrategie sollen Sie bewusst auf Augenblicke achten, in denen Sie sich liebevoll umsorgt fühlen. Dadurch lernen Sie, positive Emotionen besser wahrzunehmen. Das können Sie bewirken, indem Sie innehalten und Ihr Leben entschleunigen, um Erlebnisse, die Glück, Freude oder ein Gefühl der Verbundenheit in Ihnen hervorrufen, besser spüren und genießen zu können. Vielleicht fällt Ihnen dabei auf, dass Sie dazu neigen, positive Erfahrungen schnell von sich wegzuschieben. Stattdessen sollen Sie sich nun bemühen, etwas länger bei diesen positiven Gefühlen zu verweilen, denn dadurch nimmt Ihre Fähigkeit, sich wohl in Ihrer Haut zu fühlen, zu. Mithilfe der unten stehenden Anregungen können Sie positive Augenblicke in Ihrem Leben besser wahrnehmen und genießen:

- Achten Sie auf Situationen, in denen Sie positive Emotionen haben – zum Beispiel, wenn Sie innerlich ruhig oder voller Hoffnung sind, sich intensiv auf etwas konzentrieren oder ein Gefühl der Verbundenheit spüren. Lassen Sie diese positiven Emotionen allmählich immer stärker werden, indem Sie sich bewusst darauf konzentrieren. Versuchen Sie, 5 bis 10 Sekunden lang bei diesen angenehmen Emotionen zu verweilen, und achten Sie darauf, wie Sie sich dabei in Ihrem Körper fühlen.
- Wenn Ihnen jemand ein Kompliment macht, halten Sie kurz inne, um dieses Geschenk bewusst anzunehmen. Atmen Sie tief durch, achten Sie auf das gute Gefühl in Ihrem Inneren und lassen Sie es immer stärker werden. Danken Sie Ihrem Gesprächspartner für das Kompliment.
- Schaffen Sie in Ihrem Leben bewusst Gelegenheiten für positive Gefühle. Sie können zum Beispiel ein Musikstück hören, das Ihnen gefällt, sich einen Film anschauen, der Sie zum Lachen bringt, eine Mahlzeit genießen, indem Sie die verschiedenen Aromen intensiv auskosten, oder sich Blumen für Ihren Küchentisch kaufen. Vielleicht finden Sie auch Freude an kreativen Projekten wie Holzarbeiten, Malen oder dem Spielen eines Instruments; oder es macht Ihnen Spaß, Ihre Wohnung schön einzurichten oder eine Reise zu planen. Eigentlich spielt es gar keine Rolle, womit Sie sich beschäftigen, solange es Sie glücklich macht. Der Schlüssel zum Erfolg bei dieser Übung besteht darin, so lange wie möglich bei diesen guten Gefühlen zu verweilen.
- Bereiten Sie anderen Menschen eine Freude. Sie können ihnen zum Beispiel ein Kompliment machen oder einen freundlichen Kommentar zum Post eines Freundes in den sozialen Medien abgeben. Achten Sie darauf, wie Sie sich währenddessen und danach fühlen. Wie fühlt es sich an, einem Fremden eine kleine Freundlichkeit zu erweisen – zum Beispiel, indem Sie ihm ein Lä-

cheln schenken oder die Tür aufhalten? Inwiefern bringt es Ihnen positive Gefühle, anderen etwas Gutes zu tun? Genießen Sie diese angenehmen Emotionen und körperlichen Empfindungen ruhig ein bisschen länger, als Sie es normalerweise tun würden!

CHARLOTTE

»Eigentlich sollte ich schon längst über das alles hinweg sein!«

»Obwohl ich schon seit Jahren in Therapie bin, werde ich immer noch manchmal getriggert. Dann stürze ich in ein tiefes Loch der Hoffnungslosigkeit und habe das Gefühl, nie wieder richtig gesund zu werden. Eigentlich sollte ich doch schon längst über das alles hinweg sein!«

Als Charlotte zu mir in die Therapie kam, litt sie unter lähmenden Depressionen. Sie war schon mehrmals wegen depressiver Symptome ins Krankenhaus eingeliefert worden und trug sich sogar mit Selbstmordgedanken. Aufgrund des sexuellen Missbrauchs und der emotionalen Misshandlung in ihrer Kindheit hatte sie kaum noch Vertrauen zu anderen Menschen; aber es war ihr trotzdem sehr wichtig, bessere Bewältigungsstrategien zu entwickeln. In der Therapie merkte Charlotte, dass es ihr psychisch immer besser ging. Sie fühlte sich immer stärker mit anderen Menschen verbunden und hat sogar angefangen, ein Buch über ihre Erfahrungen zu schreiben, um ihren Leidensgenossen, die ebenfalls ein Kindheitstrauma erlebt haben, zu helfen.

Vor Kurzem kam Charlotte sehr aufgewühlt in unsere Sitzung. Sie hatte einen Streit mit einer Freundin gehabt, die ihr die Freundschaft daraufhin abrupt aufkündigte. Durch diese Erfahrung stiegen wieder die alten bedrückenden Gefühle des Verlassenseins und der Einsamkeit in ihr auf. Wieder erinnerte sich Charlotte an ihr früheres Gefühl, anderen eine Last zu sein. Sie hatte den Eindruck, einfach »zu viel« für andere Menschen zu sein, verlor alle Hoffnung und begann, sich zu fragen, ob sie wohl je wieder gesund werden würde.

Ich erklärte Charlotte, dass es völlig normal ist, traurig und verletzt zu sein, wenn man von jemandem zurückgewiesen wird. Gemeinsam setzten wir uns mit dem seelischen Schmerz auseinander, der durch den Konflikt mit ihrer Freundin entstanden war, und hielten uns vor Augen, dass inneres Wachstum nicht immer linear verläuft: Oft erlebt man während des Heilungsprozesses Rückschläge, vor allem bei akuten belastenden Ereignissen. Aber ich erinnerte Charlotte auch daran, wie weit sie in ihrem Heilungsprozess schon gekommen war und wie sehr sie sich innerlich weiterentwickelt hatte.

Da begriff Charlotte, dass der Streit mit ihrer Freundin Gefühle in ihr reaktiviert hatte, die mit ihrer traumatischen Vergangenheit zusammenhingen. Doch statt sich wegen dieses Rückfalls in frühere Symptome zu kritisieren, machte sie sich klar, dass sie in der Vergangenheit Fähigkeiten entwickelt hatte, um ihrem Schmerz mit Mitgefühl zu begegnen. Dadurch kam ihr ihre Resilienz wieder stärker ins Bewusstsein, und sie war entschlossener denn je, ihre Geschichte aufzuschreiben.

Bewältigungsstrategie:

Besinnen Sie sich auf Ihre Stärken!

Ein Kindheitstrauma kann dazu führen, dass Sie sich zu sehr auf Ihren seelischen Schmerz und Ihre Probleme konzentrieren und Ihre innere Stärke und Resilienz darüber ignorieren. Ein guter Weg zur Heilung besteht darin, Ihr Augenmerk auf Ihre positiven Eigenschaften und Stärken zu richten. So können Sie den bedrückenden Gefühlen der Hoffnungslosigkeit oder Verzweiflung entgegenwirken, die manchmal in Ihnen aufsteigen. Nehmen Sie sich nun etwas Zeit, um Ihre Antworten auf die unten stehenden Fragen in ein Tagebuch zu schreiben. Achten Sie darauf, wie Sie sich geistig, emotional und körperlich fühlen, nachdem Sie sich auf Ihre Stärken konzentriert haben.

- Welche positiven Eigenschaften sind besonders typisch für Sie? (Vielleicht sind Sie ein liebevoller, fürsorglicher Mensch, ein guter Freund, haben Sinn für Humor, halten viel von Fairness oder lernen gern etwas Neues – deshalb macht es Ihnen auch Freude, zu lesen und mit diesem Buch zu arbeiten!)
- Denken Sie darüber nach, wie sehr Sie sich inzwischen schon weiterentwickelt haben. (Was für positive Veränderungen haben sich in Ihrem Leben ergeben, seit Sie aktiv an der Bewältigung Ihres Traumas arbeiten? Welche Stärken haben Sie dadurch bei sich selbst entdeckt?)
- Was haben Sie durch Ihren Heilungsprozess gelernt? (Vielleicht haben Sie sich zum Beispiel emotional geöffnet, eine neue spirituelle Lebenseinstellung oder kreative Fähigkeit entwickelt. Oder Ihnen ist klar geworden, wie mutig, entschlossen oder hartnäckig Sie sein können.)

- Welche Hoffnungen oder Visionen haben Sie für die Zukunft? (Was für neue Eigenschaften und Fähigkeiten würden Sie beispielsweise gern ausbauen und weiterentwickeln? Welche Ziele möchten Sie sich setzen? Was müssen Sie tun, um diese Ziele zu erreichen? Und welche Unterstützung brauchen Sie, um das zu schaffen?)

Wie geht es mir?

Am Ende dieses Kapitels sollten Sie darüber nachdenken, wie sich das Gefühl der Hoffnungslosigkeit oder Verzweiflung in Ihrem Leben äußert. Können Sie sich mit den Patientengeschichten identifizieren? Hat irgendetwas in diesem Kapitel Sie bedrückt oder traurig gemacht? Es ist wichtig, daran zu denken, dass es bei Ihrem Heilungsprozess immer wieder Phasen geben wird, in denen Sie Ressourcen aufbauen und sich auf Ihre Stärken konzentrieren müssen. Zu anderen Zeiten dagegen werden Sie vielleicht das Bedürfnis haben, sich mit Ihrem emotionalen Schmerz auseinanderzusetzen. Die Bewältigungsstrategien in diesem Buch sollen Sie bei beidem unterstützen – denn beides hat seinen Wert.

Bei der letzten Übung in diesem Kapitel geht es darum, wie wichtig Mut und Durchhaltevermögen für Ihr inneres Wachstum sind. Sie soll Sie daran erinnern, dass wir unsere wertvollsten Leistungen und Errungenschaften der Bereitschaft verdanken, uns auf Herausforderungen einzulassen. Das gilt auch und vor allem für die Bewältigung eines Traumas.

Bewältigungsstrategie:

Mut und Durchhaltevermögen für mehr inneres Wachstum

»Mumm« – also Mut und Durchhaltevermögen – ist in vielen Lebensbereichen ein wichtiger Schlüssel zum Erfolg. Auch bei der Traumabewältigung spielen Ausdauer und Entschlossenheit eine wichtige Rolle. Ein gutes Beispiel dafür ist die Entscheidung, etwas Neues zu lernen, auch wenn es schwierig ist, oder sich mit belastenden Erfahrungen auseinanderzusetzen, statt sie zu verdrängen. Wissenschaftliche Untersuchungen zu diesem Thema zeigen, dass es Menschen, die ihre Impulse einfach beobachten können, ohne ihnen sofort nachzugeben, leichter fällt, sich Herausforderungen zu stellen. Diese Fähigkeit zur Selbstbeherrschung hilft Ihnen, unangenehme Gefühle länger auszuhalten. Bei der Traumabewältigung können Mut und Durchhaltevermögen Ihnen helfen, sich dem schwierigen Prozess der Verarbeitung Ihres Schmerzes zu stellen und dabei nicht lockerzulassen.

Denken Sie einmal über Ihre Erfahrungen mit diesen beiden Eigenschaften nach und überlegen Sie, wie Sie sie stärken können. Lesen Sie sich die unten stehenden Fragen und Aussagen in aller Ruhe durch und schreiben Sie Ihre Gedanken dazu in Ihr Tagebuch.

- Inwiefern haben Sie sich als Traumaopfer mutig auf das Leben eingelassen, obwohl Sie Angst davor hatten?
- Denken Sie an eine Situation zurück, in der Sie sich durchgesetzt oder mithilfe Ihrer Willenskraft etwas erreicht haben. Wie hat es sich angefühlt, für sich selbst einzutreten? Wie haben Sie sich hinterher gefühlt?

- Wie haben Sie es geschafft, wieder aufzustehen, wenn das Leben Ihnen einen Schlag versetzt hatte? Wie ist es Ihnen gelungen, Rückschläge zu überwinden und sich davon nicht unterkriegen zu lassen? Was oder wer hat Ihnen in schwierigen Augenblicken geholfen, auf diese innere Kraft zurückzugreifen?
- In welcher Hinsicht lernen Sie in Ihrem Leben gerade etwas Neues?
- Wenn Sie einen spontanen Impuls verspüren – zum Beispiel, einen Keks mehr zu essen, als Sie eigentlich wollten –, halten Sie kurz inne und nehmen Sie diese Verzögerung der Erfüllung Ihres Wunsches bewusst wahr. Wie fühlen Sie sich dabei körperlich? Verändert sich Ihr Interesse an dem, was Sie gerade tun wollten, durch diese kurze Pause?
- Denken Sie darüber nach, wie Sie Aufgaben in Ihrem Leben angehen. Neigen Sie dazu, von einer Arbeit zur nächsten zu springen? Falls ja: Nehmen Sie sich fest vor, eine Aufgabe zunächst einmal fertigzustellen, bevor Sie mit der nächsten beginnen. Schaffen Sie das?

11

BLEIBEN SIE AM BALL!

»Mut ist nicht das Fehlen von Verzweiflung, sondern die Fähigkeit, trotzdem weiterzumachen«, hat der Psychologe und Autor Rollo May einmal geschrieben. Das erinnert uns daran, dass es sehr viel Entschlossenheit erfordert, mit beiden Beinen mitten im Leben zu stehen, vor allem, wenn man ein Kindheitstrauma erlebt hat und an einer K-PTBS leidet. Da der Heilungsprozess nicht linear verläuft, wird es vielleicht auch heute noch Zeiten geben, in denen der Schmerz aus Ihrer Vergangenheit Sie einfach nicht loslässt. Deshalb sollten Sie Ihren Heilungsprozess nicht als Sprint, sondern als Marathon betrachten. Und was am allerwichtigsten ist: Durch regelmäßiges Üben dieser Bewältigungsstrategien können Sie Ihre Resilienz stärken und nicht nur schneller und besser auf belastende Symptome reagieren, sondern auch mehr Freude empfinden.

Vorwärtsgehen

In diesem letzten Kapitel sollen Sie über die Fortschritte nachdenken, die Sie bei der Arbeit an Ihrem Trauma bisher gemacht haben. Vielleicht meldet sich Ihr innerer Kritiker nicht mehr so oft zu Wort, sodass Sie mehr Frieden und innere Ruhe erleben – seelisch ebenso wie körperlich. Vielleicht haben Sie jetzt mehr Mitgefühl mit sich selbst oder identifizieren sich nicht mehr so stark mit dem Schamgefühl und den seelischen Verletzungen aus Ihrer Kindheit. Möglicherweise sind Sie jetzt auch eher bereit und in der Lage, anderen Menschen zu vertrauen oder ihnen ein gütiger, liebevoller Freund zu sein. Und vielleicht fällt Ihnen auf, dass Sie mit der Zeit immer mehr Stress mit Leichtigkeit und Selbstvertrauen bewältigen können. Oder Sie stellen fest, dass es Ihnen leichter fällt, Ihre Grenzen durchzusetzen, wenn es notwendig ist.

Die mit Ihrem Trauma einhergehende seelische Belastung äußert sich nicht nur in Gedanken und Emotionen, sondern auch durch Atembeschwerden oder Spannungen in Ihrem Körper. Man kann sich also nicht einfach aus seinen Symptomen »herausdenken«. Durch die Bewältigungsstrategien in diesem Buch haben Sie gelernt, Ihren Körper zu spüren und zu bewegen, um sich wieder freier zu fühlen. Denken Sie daran, dass diese körperlichen Übungen am wirksamsten sind, wenn man sie regelmäßig macht! Vielleicht fällt es Ihnen dadurch leichter, mit Ihrem Körper in Kontakt zu kommen, oder Ihre Dissoziationssymptome lassen nach. Und vielleicht stellen Sie auch fest, dass Sie dadurch besser auf belastende körperliche Empfindungen reagieren können und nicht mehr so leicht von Emotionen überwältigt werden.

Denken Sie bitte auch daran, dass bei einem Trauma häufig Teilpersönlichkeiten entstehen, in denen Ihre alten traumatischen Emotionen und Erinnerungen immer noch gespeichert sind. Mithilfe dieser Persönlichkeitsanteile haben Sie sich früher vielleicht von Ihrem Schmerz abgekoppelt, um zu überleben. Durch die Strategien in diesem Buch haben Sie gelernt, Ihr Erwachsenen-Ich besser wahrzunehmen und sich im Hier und Jetzt zu erden. Wenn Sie mit diesem Erwachsenen-Ich in Kontakt stehen, fühlen Sie sich höchstwahrscheinlich klar im Kopf und mit Ihrer Intuition und inneren Weisheit im Einklang. Mithilfe der Übungen in diesem Buch wird es Ihnen mit der Zeit vermutlich leichter fallen, durch aufbauende oder wiedergutmachende Erfahrungen einen Ausgleich zu den schmerzhaften Erinnerungen an Ihre Vergangenheit zu schaffen.

Wenn Ihnen diese Anzeichen eines Heilungsprozesses auffallen, wird Ihnen dadurch hoffentlich klar, dass Ihre Bemühungen Sie tatsächlich weiterbringen: Sie werden dadurch innerlich stärker. Mit ein wenig Übung werden Sie mehr Vertrauen zu Ihrer Fähigkeit aufbauen, wieder eine wachstumsorientierte Denkweise zu entwickeln und mit mehr Hoffnung in die Zukunft zu schauen. Und nach und nach werden Sie vielleicht feststellen, dass Sie sich über immer längere Zeiträume ausgeglichen, geerdet und mit Ihrem Leben verbunden fühlen.

Und wenn Sie trotzdem immer noch unter seelischem Schmerz leiden?

Die Heilung von einem Trauma bedeutet nicht, dass man danach keinen emotionalen Schmerz mehr empfindet. Vielleicht müssen Sie sich damit abfinden, dass einige Ihrer Symptome weiterhin bestehen bleiben, auch wenn Sie noch so sehr dagegen ankämpfen. Das ist kein Versagen Ihrerseits, sondern liegt einfach daran, dass die Auswirkungen eines komplexen Traumas oft sehr vielschichtig und tief in Geist und Körper verankert sind. Denken Sie daran: Um sich von einem Kindheitstrauma erholen und wieder ein halbwegs normales Leben führen zu können, muss man bereit sein, langfristig an sich und seinem Heilungsprozess zu arbeiten. Ich hoffe, dass diese Erkenntnis Ihnen hilft, wieder mehr Mitgefühl mit sich selbst zu empfinden, statt Sie zu entmutigen oder Ihnen die Hoffnung zu nehmen.

Betrachten Sie dieses Buch als Hilfsmittel für Zeiten seelischen Schmerzes. Inzwischen haben Sie einiges über die K-PTBS erfahren und verschiedene Methoden zu deren Bewältigung kennengelernt. Vielleicht haben Sie auch ein paar Bewältigungsstrategien ausgewählt, die Ihnen besonders gut geholfen haben. Außerdem haben Ihnen vielleicht auch einige Passagen aus diesem Buch wieder mehr Hoffnung gegeben. Markieren Sie diese Seiten, um diese Textstellen so oft wie nötig nachschlagen zu können, und machen Sie diese Übungen, wenn Sie wissen, dass Ihnen eine belastende Situation bevorsteht!

Denken Sie daran, dass die Befreiung von einem komplexen Trauma intensive Arbeit an sich selbst erfordert. Das wird Ihnen am besten unter der sorgfältigen Anleitung eines Therapeuten gelingen. Kein Buch kann einen mitfühlenden, qualifizierten Berater ersetzen. Man sollte diesen Heilungsweg nicht allein gehen. Da Kindheitstraumata Beziehungsverletzungen sind, kann die positive Erfahrung einer heilsamen Beziehung dazu beitragen, Ihnen den Glauben an das Gute in anderen Menschen zurückzugeben. Durch eine Therapie können Sie mit der Zeit die Fähigkeit aufbauen, liebevoll mit sich selbst und Ihrem Schmerz umzugehen.

Falls Sie bisher keinen Traumatherapeuten gefunden haben, mit dem Sie im direkten physischen Kontakt zusammenarbeiten können, denken Sie daran, dass es in der heutigen Zeit auch andere Möglichkeiten gibt. Vielleicht können Sie einen Therapeuten finden, der auch Therapien anbietet, bei denen der Patient nicht die Praxis aufsuchen muss, zum Beispiel Online-Therapie. Außerdem könnten Sie sich einer Selbsthilfegruppe für Traumaopfer in der Nähe Ihres Wohnorts anschließen. Es gibt auch K-PTBS-Selbsthilfegruppen im Internet. Suchen Sie nach einer Gruppe mit klaren Regeln für eine respektvolle Kommunikation. Durch die Teilnahme an einem gut geführten Forum können Sie gegen

Ihr Gefühl der Scham und Isolation ankämpfen und erkennen, dass Sie nicht allein sind.

Schlussgedanke

Vor Kurzem ging ich durch einen Park. Dabei fiel mir ein matschiger Weg auf, der durch eine Blumenwiese führte. Dabei handelte es sich um einen Trampelpfad, den die vielen Spaziergänger sich im Lauf der Zeit gebahnt und dabei die Gräser und Blumen beschädigt hatten. Jetzt waren an beiden Seiten der Wiese Seile gespannt, und auf einem Schild stand, dass die Parkbeamten die Wiese wieder neu anlegen würden. Sie hatten neue Samen in den Boden gelegt und baten die Besucher, diesen Teil des Parks nicht zu betreten, damit wieder neue Pflanzen wachsen konnten. Die Besucher wurden zu einem schön angelegten Holzsteg geleitet, über den sie gehen und dabei den Anblick der Wiese genießen konnten, ohne Schaden anzurichten.

Das ist eine sehr gute Metapher für den Heilungsprozess – es erinnert uns daran, dass wir nicht der Versuchung erliegen dürfen, den ausgetretenen Trampelpfad entlangzugehen, der durch eine destruktive Vergangenheit entstanden ist. Die Seile sind die Grenze, die wir überschreiten, wenn wir uns zu selbstkritischen Gedanken oder Handlungen hinreißen lassen, die uns verletzen; und das Schild ist ein Symbol dafür, dass wir uns selbst Grenzen setzen müssen, um schädliche Verhaltensweisen einzudämmen. Wir müssen üben, diesen ausgetretenen, aber unguten Pfad zu verlassen, um neues Wachstum zu ermöglichen. Wir können etwas Schönes erschaffen – sogar an Orten, die beschädigt worden sind. Und wir müssen uns einen neuen Weg bahnen – einen Weg, der unsere Fähigkeit stärkt, Freude, innere Wärme, Mitgefühl und Liebe zu empfinden.

Welche Samen säen Sie gerade aus? Zu welchem neuen Weg sind Sie bereit?

INFORMATIONEN UND WEITERFÜHRENDE ADRESSEN

Hier finden Sie ein paar wichtige Informationen und Adressen, die Ihnen bei der Bewältigung eines Traumas bzw. einer posttraumatischen Belastungsstörung weiterhelfen können. Einige dieser Informationsquellen werden für Sie vielleicht besonders interessant sein, andere weniger. Hören Sie einfach auf Ihr Bauchgefühl und wählen Sie diejenigen Informationen oder Adressen aus, die Sie für hilfreich halten und die zu Ihren Überzeugungen und Wertvorstellungen passen. Denken Sie auch daran, dass Online-Foren nicht immer gut moderiert und beaufsichtigt sind! Aufgrund des belastenden Charakters einer komplexen PTBS enthalten manche dieser Seiten vielleicht unselektierte Inhalte, die bei Ihnen negative Gefühle auslösen können. Überlegen Sie sich genau, wann und in welchem Umfang Sie sich solchen Inhalten aussetzen möchten, um einer Reaktivierung Ihres Traumas vorzubeugen. Vertrauen Sie dabei auf Ihre Intuition: Wenn sich irgendetwas für Sie nicht gut anfühlt, wenden Sie sich stattdessen lieber anderen Foren bzw. Selbsthilfegruppen zu, die Sie als hilfreich empfinden.

Webseiten mit Informationen zur komplexen PTSD

Webseite der Deutschsprachigen Gesellschaft für Psychotraumatologie
https://www.degpt.de/informationen/fuer-betroffene/trauma-und-trauma-folgen/wie-%C3%A4u%C3%9Fern-sich-traumafolgest%C3%B6run-gen/komplexe-posttraumatische-belastungsst%C3%B6rung/

Webseite von Pro Psychotherapie e. V.
Allgemeine Informationen über Traumata: https://www.degpt.de/
Spezielle Informationen zum Thema K-PTBS: https://www.therapie.de/psyche/info/index/diagnose/trauma/komplexe-ptbs/

Webseite von Neurologen und Psychiater im Netz
https://www.neurologen-und-psychiater-im-netz.org/psychiatrie-psychosomatik-psychotherapie/erkrankungen/posttraumatische-belastungs-stoerung-ptbs/was-ist-eine-posttraumatische-belastungsstoerung-ptbs/

Therapeutensuche

Für die Suche nach einem geeigneten Therapeuten kann der Hausarzt einer Ihrer ersten Ansprechpartner sein: Viele Hausarztpraxen arbeiten mit psychotherapeutischen Praxen zusammen, an die sie ihre Patienten bei Bedarf verweisen können.

Auch die Terminservicestellen der Kassenärztlichen Vereinigungen helfen bei der Therapeutensuche und bei der Vereinbarung eines Termins in einer psychotherapeutischen Praxis. Nähere Infos dazu gibt es hier: https://www.kbv.de/html/terminservicestellen.php.

Ferner kann Ihnen der Psychotherapeuten-Suchdienst der Bundespsychotherapeutenkammer weiterhelfen: https://www.bptk.de//service/therapeutensuche/.

Therapeuten, die sich auf die Behandlung von Traumata spezialisiert haben, finden Sie unter:

- Online-Therapeutensuche der Deutschsprachigen Gesellschaft für Psychotraumatologie: https://www.degpt.de/therapeutinnen-suche/
- Online-Therapeutensuche von Pro Psychotherapie e. V.: https://www.therapie.de/therapeutensuche/

Online-Selbsthilfeangebote für Traumatisierte (Facebook-Gruppen und Internet-Foren):

http://posttraumatische-belastungsstoerung.com/online-selbsthilfeangebote

http://www.traumabegegnen.de/

Selbsthilfegruppen

Selbsthilfegruppen in Ihrer Nähe finden Sie über die regionalen Selbsthilfekontaktstellen, die es fast überall in Deutschland gibt. Adressen solcher Kontaktstellen erhalten Sie bei:

Nationale Kontakt- und Informationsstelle zur Anregung und
Unterstützung von Selbsthilfegruppen (NAKOS)
Otto-Suhr-Allee 115, 10585 Berlin
Telefon: 030 31018960, Fax: 030 31018970
E-Mail: selbsthilfe@nakos.de, Internet: www.nakos.de

Wichtige Informationen für Notfälle und Krisensituationen

Falls Sie in eine seelische Krisensituation geraten oder sich womöglich sogar mit dem Gedanken an Suizid tragen, sollten Sie sofort Hilfe suchen, z. B. beim Rettungsdienst unter der Tel.-Nr. 112 oder bei der Telefonseelsorge unter den Tel.-Nr. 116 123, 0800 1110111 oder 0800 1110222. Alle Mitarbeiterinnen und Mitarbeiter der Telefonseelsorge sind im Umgang mit solchen Problemen geschult und können Ihnen weiterhelfen.

LITERATURANGABEN

Bowen, M. Lanham. *Family Therapy in Clinical Practice.* Jason Aronson, 1993

Brach, T. *Mit dem Herzen eines Buddha: Heilende Wege zu Selbstakzeptanz und Lebensfreude.* O.W. Barth; 6. Auflage, 2013

Cloitre, M., Courtois, C. A., Ford, J. D., Green, B. L., Alexander, P., Briere, J., & Van der Hart, O. (2012). »The ISTSS expert consensus treatment guidelines for complex PTSD in adults«. Abgerufen von https://www.istss.org/ ISTSS_Main/media/Documents/ISTSS-Expert-Concesnus-Guidelines-for-Complex-PTSD-Updated-060315.pdf

Courtois, Christine und Julian Ford. *Komplexe traumatische Belastungsstörungen und ihre Behandlung: Eine evidenzbasierte Anleitung.* Junfermann Verlag; 1. Auflage, 2011

Ehring, T. und A. Ehlers. *Ratgeber Trauma und Posttraumatische Belastungsstörung: Informationen für Betroffene und Angehörige.* Hogrefe Verlag; 2., aktualisierte Auflage, 2019

Fisher, J. *Die Arbeit mit Selbstanteilen in der Traumatherapie.* Junfermann Verlag; 1. Auflage, 2019

Goleman, D. *EQ. Emotionale Intelligenz.* dtv Verlagsgesellschaft; 2. Auflage, 1997

Hanson, R. *Denken wie ein Buddha: Gelassenheit und innere Stärke durch Achtsamkeit. Wie wir unser Gehirn positiv verändern.* Heyne Verlag, 2018

Hanson, R. *Das resiliente Gehirn: Wie wir zu unerschütterlicher Gelassenheit, innerer Stärke und Glück finden können.* Arbor; New Edition, 2019

Hayes, S. C. *Get Out of Your Mind and Into Your Life: The New Acceptance and Commitment Therapy.* New Harbinger, 2005

Herman, J. *Die Narben der Gewalt: Traumatische Erfahrungen verstehen und überwinden.* Junfermannsche Verlagsbuchhandlung; 5. Auflage, 2018

Kerr, M. *Bowen Theory's Secrets: Revealing the Hidden Life of Families.* Norton, 2019

Knipe, J. *EMDR Toolbox: Theory and Treatment of Complex PTSD and Dissociation.* Springer; 2. Auflage, 2018

Levine, P. *Sprache ohne Worte: Wie unser Körper Trauma verarbeitet und uns in die innere Balance zurückführt.* Kösel-Verlag; 10. Auflage, 2011

Levine, P. Trauma-Heilung: *Das Erwachen des Tigers. Unsere Fähigkeit, traumatische Erfahrungen zu transformieren.* SYNTHESIS; 2. Auflage, 1998

Linehan, M. M. *Dialektisch-Behaviorale Therapie (DBT) der Borderline-Persönlichkeitsstörung: DBT Therapiebuch.* Psychosozial-Verlag, 2008

Maddi, S. R. *Hardiness: Turning Stressful Circumstances into Resilient Growth.* Springer, 2013

Maiberger, B. *EMDR Essentials: A Guide for Clients and Therapists.* Norton, 2009

McGonigal, J. *SuperBetter: A Revolutionary Approach to Getting Stronger, Happier, Braver, and More Resilient.* Penguin, 2015

Ogden, P., K. Minton, & C. Pain*: Trauma und Körper: Ein sensumotorisch orientierter psychotherapeutischer Ansatz.* Junfermann Verlag; 2. Auflage, 2009

Ogden, P. und J. Fisher. *Sensorimotor Psychotherapy: Interventions for Trauma and Attachment.* Norton, 2015

Rosenberg, S. *Accessing the Healing Power of the Vagus Nerve.* North Atlantic Books, 2017

Rothschild, B. *Der Körper erinnert sich: Die Psychophysiologie des Traumas und der Traumabehandlung.* SYNTHESIS; 5. Auflage, 2011

Parnell, L. *Attachment-Focused EMDR: Healing Relational Trauma.* Norton, 2013.

Parnell, L. *EMDR-Therapie mit Erwachsenen. Kindheitstrauma überwinden.* Klett-Cotta/J. G. Cotta'sche Buchhandlung Nachflg; 1. Auflage, 2003

Parnell, L. *EMDR – der Weg aus dem Trauma: Über die Heilung von Traumata und emotionalen Verletzungen.* Junfermannsche Verlagsbuchhandlung, 1999

Paulsen, S. *When There Are No Words: Repairing Early Trauma and Neglect from the Attachment Period with EMDR Therapy.* CreateSpace Independent Publishing Platform, 2017

Porges, S. W. *Die Polyvagal-Theorie: Neurophysiologische Grundlagen der Therapie. Emotionen, Bindung, Kommunikation & ihre Entstehung.* Junfermann Verlag; 2. Auflage, 2010

Porges, S. W. *Die Polyvagal-Theorie und die Suche nach Sicherheit: Traumabehandlung, soziales Engagement und Bindung.* G. P. Probst Verlag; 4. Auflage, 2021

Scaer, R. *The Body Bears the Burden.* 3. Auflage. New York: Routledge, 2014

Scaer, R. *Acht Schlüssel zur Gehirn-Körper-Balance: Neurophysiologische Grundlagen einer somatisch orientierten Traumatherapie.* G. P. Probst Verlag; 1. Auflage, 2017

Schauer, M., & T. Elbert. »Dissociation Following Traumatic Stress: Etiology and Treatment«. *Journal of Psychology* 218, Nr. 2 (2010): 109–127

Schwartz, A. *Vom Trauma genesen – ein Übungsbuch: Praktische Anleitungen für die Arbeit an Traumata, die Stärkung der Resilienz und die Verwirklichung des Potentials.* G. P. Probst Verlag, 2020

Schwartz, A. *EMDR-Therapie & Somatische Psychologie: Interventionen zur Verstärkung der Verkörperung bei der Traumabehandlung.* G. P. Probst Verlag, 2020

Schwartz, A., &Maddi, S. R.: *EMDR-Therapie & Somatische Psychologie: Interventionen zur Verstärkung der Verkörperung bei der Traumabehandlung.* G. P. Probst Verlag; 1. Auflage, 2020

Schwartz, A. *Komplexe PTBS: Ein Geist-Körper-Ansatz zur Wiedererlangung der Emotionskontrolle und der Ganzheit.* G. P. Probst Verlag, 2021

Schwartz, A., & B. Maiberger. *EMDR-Therapie & Somatische Psychologie: Interventionen zur Verstärkung der Verkörperung bei der Traumabehandlung.* G. P. Probst Verlag; 1. Auflage

Schwartz, R. *Systemische Therapie mit der inneren Familie.* Klett-Cotta, 1. Auflage, 2021

Seligman, M. E. P. *Der Glücks-Faktor: Warum Optimisten länger leben.* Lübbe; 15. Auflage, 2005

Shapiro, F. *EMDR – Grundlagen und Praxis: Handbuch zur Behandlung traumatisierter Menschen.* Junfermann Verlag. 3. Auflage, 2012

Shapiro, F. *Frei werden von der Vergangenheit: Trauma-Selbsthilfe nach der EMDR-Methode.* Kösel-Verlag; 4. Auflage, 2013

Shapiro, R. *Easy Ego State Interventions: Strategies for Working with Parts.* Norton, 2016.

Siegel, D. *The Developing Mind: How Relationships and the Brain Interact to Shape Who We Are.* Guilford, 1999.

Van der Hart, O., Nijenhuis, E. R., & Steele, K. *Das verfolgte Selbst: Strukturelle Dissoziation. Die Behandlung chronischer Traumatisierung: Strukturelle Dissoziation und die Behandlung chronischer Traumatisierung.* Junfermann Verlag; 2. Auflage, 2008

Walker, P. *Posttraumatische Belastungsstörung – Vom Überleben zu neuem Leben: Ein praktischer Ratgeber zur Überwindung von Kindheitstraumata.* Unimedica, 1. Auflage, 2019

REGISTER

DANKSAGUNG

Zum Schluss möchte ich mich bei einigen Menschen bedanken, die für meine Arbeit an diesem Buch eine wichtige Rolle gespielt haben. Zunächst möchte ich Callisto Media, Rockridge Press und meinem Lektor Seth Schwartz für ihren Weitblick und ihre Unterstützung und Hilfestellung bei diesem Projekt danken. Herzlichen Dank dafür, dass ihr diesen Leitfaden für Menschen mit K-PTBS und deren Angehörige und Therapeuten veröffentlicht! Meiner Mentorin Betty Cannon danke ich für ihre ständige mitfühlende Beratung, Hilfestellung und Präsenz in meinem Leben. Und schließlich bin ich meiner Familie zutiefst dankbar für ihre Liebe zu mir und ihre Unterstützung meiner Arbeit.

ÜBER DIE AUTORIN

Dr. Arielle Schwartz ist niedergelassene klinische Psychologin, EMDR-Therapieberaterin, staatlich geprüfte Traumaexpertin und Yogalehrerin und eine international gefragte Referentin. Sie lebt in Boulder (Colorado), wo sie eine Privatpraxis betreibt. Dr. Schwartz hat in klinischer Psychologie an der Fielding Graduate University promoviert und einen Master-Abschluss in Somatic Psychology an der Naropa University erworben. Sie hat bereits drei Bücher verfasst: *Arbeitsbuch Komplexe PTBS: Ein Geist-Körper-Ansatz zur Wiedererlangung der Emotionskontrolle und der Ganzheit* (G. P. Probst Verlag, 2021), *Vom Trauma genesen – ein Übungsbuch: Praktische Anleitungen für die Arbeit an Traumata, die Stärkung der Resilienz und die Verwirklichung des Potentials* (G. P. Probst Verlag, 2020) und *EMDR-Therapie & Somatische Psychologie: Interventionen zur Verstärkung der Verkörperung bei der Traumabehandlung* (G. P. Probst Verlag, 2020). Aus ihrer Sicht haben es alle Menschen verdient, durch fachkundige Informationen im Umgang mit ihren psychischen Problemen unterstützt und gestärkt zu werden. In ihren engagierten Präsentationen, ihrer Präsenz in den sozialen Medien und ihrem Blog bietet sie Informationen zum Thema psychische Gesundheit.